Introdução à Avaliação Psiquiátrica

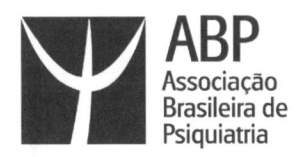

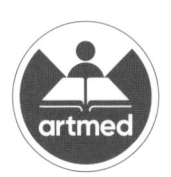

ABP — Associação Brasileira de Psiquiatria

A Artmed é a editora oficial da ABP

NOTA

A medicina é uma ciência em constante evolução. À medida que novas pesquisas e a própria experiência clínica ampliam o nosso conhecimento, são necessárias modificações no tratamento e na farmacoterapia. Os autores desta obra consultaram as fontes consideradas confiáveis, em um esforço para oferecer informações completas e, geralmente, de acordo com os padrões aceitos à época da publicação. Entretanto, tendo em vista a possibilidade de falha humana ou de alterações nas ciências médicas, os leitores devem confirmar estas informações com outras fontes. Por exemplo, e em particular, os leitores são aconselhados a conferir a bula de qualquer medicamento que pretendam administrar, para se certificar de que a informação contida neste livro está correta e de que não houve alteração na dose recomendada nem nas contraindicações para o seu uso. Essa recomendação é particularmente importante em relação a medicamentos novos ou raramente utilizados.

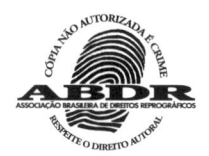

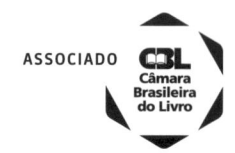

I61   Introdução à avaliação psiquiátrica / Organizadores, Ana Maria G. R. Oda, Paulo Dalgalarrondo, Cláudio E. M. Banzato. – Porto Alegre : Artmed, 2022.
x, 140 p. ; 23 cm.

ISBN 978-65-5882-046-8

1. Psiquiatria. I. Oda, Ana Maria G. R. II. Dalgalarrondo, Paulo. III. Banzato, Cláudio E. M.

CDU 616.89

Catalogação na publicação Karin Lorien Menoncin – CRB 10/2147

Introdução à Avaliação Psiquiátrica

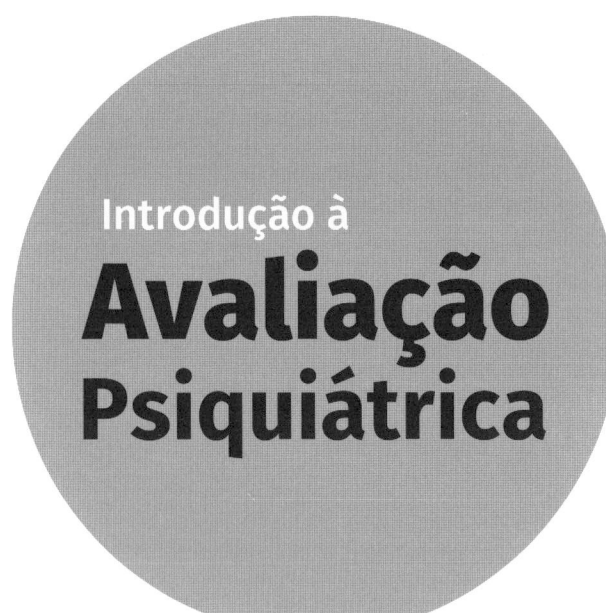

Ana Maria G. R. **Oda**
Paulo **Dalgalarrondo**
Cláudio E. M. **Banzato** (Orgs.)

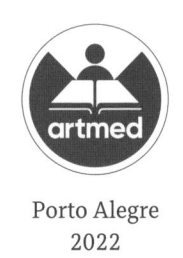

artmed

Porto Alegre
2022

© Grupo A Educação S.A., 2022.

Gerente editorial: *Letícia Bispo de Lima*

Colaboraram nesta edição:
Coordenadora editorial: *Cláudia Bittencourt*
Capa: *Tatiana Sperhacke*
Imagem da capa: ©*shutterstock.com/Abstract art texture. Colorful texture. Modern artwork. Colorful image. Modern art. Contemporary art/Art Furnace*
Preparação de originais: *Sandra Godoy*
Leitura final: *Giovana Roza*
Projeto gráfico e editoração eletrônica: *Kaéle Finalizando Ideias*

Reservados todos os direitos de publicação ao GRUPO A EDUCAÇÃO S.A.
(Artmed é um selo editorial do GRUPO A EDUCAÇÃO S.A.)
Rua Ernesto Alves, 150 – Bairro Floresta
90220-190 – Porto Alegre – RS
Fone: (51) 3027-7000

SAC 0800 703 3444 – www.grupoa.com.br

É proibida a duplicação ou reprodução deste volume, no todo ou em parte, sob quaisquer formas ou por quaisquer meios (eletrônico, mecânico, gravação, fotocópia, distribuição na Web e outros), sem permissão expressa da Editora.

IMPRESSO NO BRASIL
PRINTED IN BRAZIL

Autores

Ana Maria Galdini Raimundo Oda
Psiquiatra. Professora do Departamento de Psiquiatria da Faculdade de Ciências Médicas (FCM) da Universidade Estadual de Campinas (Unicamp). Mestra em Saúde Mental pela Unicamp. Doutora em Ciências Médicas pela Unicamp.

Paulo Dalgalarrondo
Psiquiatra. Professor titular de Psicopatologia da FCM-Unicamp.

Cláudio E. M. Banzato
Psiquiatra. Professor titular da FCM-Unicamp.

Amilton dos Santos Júnior
Psiquiatra. Professor Doutor de Psiquiatria da FCM-Unicamp. Especialista em Psicoterapia e Psiquiatria de Infância e Adolescência pela Unicamp. Certificação em Transtornos por Uso de Substâncias e Dependências Comportamentais pela Associação Brasileira de Estudos do Álcool e Outras Drogas (ABEAD). Mestre e Doutor em Ciências – Saúde da Criança e do Adolescente pela FCM-Unicamp.

Clarissa de Rosalmeida Dantas
Psiquiatra. Professora Doutora II da FCM-Unicamp. Coordenadora do Serviço de Consultoria Psiquiátrica do Hospital de Clínicas da FCM-Unicamp. Mestra e Doutora em Ciências Médicas – Saúde Mental pela Unicamp.

Eloisa H. L. Valler Celeri
Psiquiatra da Infância e Adolescência. Professora assistente Doutora da FCM-Unicamp. Especialista em Psiquiatria da Infância e Adolescência pela FCM-Unicamp. Mestra e Doutora em Saúde Mental pela FCM-Unicamp.

Karina Diniz Oliveira
Psiquiatra. Professora Doutora do Departamento de Psiquiatria da FCM-Unicamp. Coordenadora da área de Psiquiatria da Unidade de Emergência Referenciada do Hospital de Clínicas da FCM-Unicamp. Especialista em Dependência Química pela Unidade de Pesquisas em Álcool e Drogas da Universidade Federal de São Paulo (Uniad/Unifesp). Mestra em Ciências Médicas pela Unicamp. Doutora em Saúde Mental pela Unicamp.

Luís Fernando Tófoli
Psiquiatra. Professor Doutor de Psiquiatria da FCM-Unicamp. Especialista em Educação para as Profissões da Saúde pela Universidade Federal do Ceará (UFC). Doutor em Medicina – Psiquiatria pela Faculdade de Medicina da Universidade de São Paulo (USP).

Renata Cruz Soares de Azevedo
Psiquiatra. Professora associada de Psiquiatria da FCM-Unicamp. Livre-docente em Dependências Químicas da FCM-Unicamp. Doutora em Ciências Médicas – Saúde Mental pela FCM-Unicamp.

Dedicatória

Dedicamos este livro aos pacientes, que contribuem decisivamente para a formação dos profissionais de saúde quando compartilham suas histórias singulares, seus modos de ver o mundo, suas dores e suas expectativas, nos diversos contextos de aprendizado da clínica.

Prefácio

Este é um livro escrito a várias mãos por docentes do Departamento de Psiquiatria da Faculdade de Ciências Médicas da Universidade Estadual de Campinas (FCM-Unicamp). Além dos três organizadores, ele conta com mais seis autores, todos experientes psiquiatras e professores com consistentes conhecimentos sobre os temas aqui tratados. A obra, concisa e focada na introdução à prática clínica e ao contato inicial com o paciente, se destina a um público amplo, composto por estudantes de graduação na área da saúde (em especial de medicina) e também por profissionais em especialização ou aprimoramento no campo da saúde mental, como psicólogos, enfermeiros, terapeutas ocupacionais, além de médicos-residentes em psiquiatria, medicina de família e comunidade, neurologia, clínica médica e pediatria, bem como alunos de residências multiprofissionais, entre outros potenciais interessados, pois entendemos que o exame do estado mental sumário deve fazer parte de todo encontro clínico.

O livro introduz uma proposta inovadora de estudo da semiologia psiquiátrica. As bases dessa proposta são, ao mesmo tempo, o cultivo da tradição da psicopatologia descritiva, tal como ensinada em *Psicopatologia e semiologia dos transtornos mentais*, de Paulo Dalgalarrondo (2019), e a experiência acumulada, desde o ano de 2015, no ensino prático de semiologia psiquiátrica, integrada à disciplina de Semiologia Geral, para o terceiro ano de graduação em medicina da FCM-Unicamp.

Tal proposta pedagógica foi originalmente formulada por um dos organizadores do livro (Cláudio E. M. Banzato), visando facilitar a incorporação dos conceitos psicopatológicos e do exame do estado mental, de forma simplificada, aos variados contextos clínicos vividos pelos estudantes. Seus princípios norteadores estão descritos nos Capítulos 2 e 3, que apresentam o que chamamos de os três grandes domínios psicopatológicos (cognição básica, regulação afetiva basal e relação com a realidade) e as principais funções psíquicas correspondentes a eles. Esse esquema de três domínios pretende ajudar a organizar gradualmente, de forma coerente e hierárquica, os fenômenos observados.

O Capítulo 2, de autoria de Ana Maria G. R. Oda e Paulo Dalgalarrondo, tem como ideia central aplicar os conhecimentos psicopatológicos à prática da entrevista psiquiátrica. Historicamente, o ensino da psicopatologia descritiva vem se baseando no estudo das funções psíquicas, que, vale destacar, são construtos que delimitam artificialmente certos componentes do funcionamento mental, e que não devem ser tomados concretamente, mas como recursos que auxiliam na compreensão das complexas vivências humanas.

No Capítulo 3, Clarissa de Rosalmeida Dantas e Cláudio E. M. Banzato destacam o raciocínio sindrômico, articulando as alterações nos três grandes domínios ao que denominam grandes síndromes psiquiátricas (síndrome da disrupção cognitiva, síndrome da desregulação afetiva e síndrome psicótica) e às síndromes clínicas correspondentes. É relevante salientar que as referidas grandes síndromes são apenas artifícios didáticos, funcionando somente como uma etapa intermediária do raciocínio na direção das síndromes clínicas propriamente ditas e, eventualmente, dos transtornos mentais específicos.

Quanto aos demais capítulos, abrindo a obra, Luís Fernando Tófoli se ocupa das habilidades de comunicação essenciais para as entrevistas clínicas em geral. Os Capítulos 4 a 7 completam o panorama que desejamos oferecer aos leitores, focalizando áreas específicas da avaliação psiquiátrica. Assim, no Capítulo 4, Eloisa H. R. Valler Celeri detalha as particularidades da avaliação psiquiátrica de crianças e adolescentes; no Capítulo 5, Renata Cruz Soares de Azevedo apresenta a avaliação necessária em casos de uso de substâncias psicoativas; no Capítulo 6, Amilton dos Santos Júnior discorre sobre as relações entre doenças físicas e transtornos psiquiátricos; e, por fim, no Capítulo 7, Karina Diniz Oliveira indica os pontos fundamentais da avaliação psiquiátrica em situações de urgência.

Esperamos que a nossa obra contribua para um aprendizado de qualidade no campo dos cuidados em saúde. Pensamos que este livro, por seu escopo, tamanho e estilo, será de grande utilidade para estudantes e para profissionais em especialização ou formação continuada, permitindo uma entrada no campo da atividade clínica com pacientes que contemple o treinamento das capacidades de observação sistemática e de avaliação, bases fundamentais para a constituição de um projeto individualizado de cuidados integrados, humanizados e culturalmente sensíveis.

Ana Maria G. R. Oda
Paulo Dalgalarrondo
Cláudio E. M. Banzato
(Orgs.)

Sumário

1. Comunicação com o paciente: realizando entrevistas clínicas....... 1
   Luís Fernando Tófoli

2. Anamnese, exame do estado mental e perfil biográfico................. 13
   Ana Maria G. R. Oda e Paulo Dalgalarrondo

3. Raciocínio sindrômico em psiquiatria 43
   Clarissa de Rosalmeida Dantas e Cláudio E. M. Banzato

4. Avaliação psiquiátrica de crianças e adolescentes 71
   Eloisa H. R. Valler Celeri

5. Avaliação psiquiátrica do uso de substâncias psicoativas............. 79
   Renata Cruz Soares de Azevedo

6. Relações entre doenças físicas e transtornos psiquiátricos........... 95
   Amilton dos Santos Júnior

7. Avaliação psiquiátrica em urgências 117
   Karina Diniz Oliveira

Índice 133

Comunicação com o paciente: realizando entrevistas clínicas

Luís Fernando Tófoli

Vivemos em um mundo permeado pela comunicação. O ser humano é tão intrinsecamente associado a essa faculdade que o senso comum nos leva a acreditar que as habilidades de comunicação interpessoais são inatas, automáticas e não dependem de treinamento para serem desenvolvidas.

Embora quase todo ser humano seja capaz de se comunicar, a comunicação como habilidade clínica é desenvolvida ao longo do curso médico e na vida profissional, no encontro entre médicos e pacientes. Estima-se que um médico faça de 160 a 300 mil entrevistas durante sua carreira, sendo assim, a entrevista é o procedimento médico mais frequentemente realizado.[1] Além disso, contrariamente ao pensamento de que a capacidade de comunicação seja simplesmente um atributo pessoal ou uma atitude, habilidades de comunicação clínica podem ser ensinadas e aprendidas.[1]

Parece óbvio que a psiquiatria seja a especialidade médica mais dedicada à comunicação com o paciente, uma vez que a maior parte das informações relevantes para o diagnóstico psiquiátrico é coletada por meio de entrevista. De fato, a entrevista é uma ferramenta tão fundamental na psiquiatria que há demanda para literatura específica sobre esse tema.[2-4]

Entretanto, algumas das demais especialidades médicas – pelo reconhecimento da demanda de comunicação de qualidade – têm apontado com mais frequência a relevância das habilidades de comunicação: a medicina de família e comunidade,[5] a oncologia,[6,7] a pediatria[8] e os cuidados paliativos.[9] Além disso, nunca é demais lembrar que as habilidades de comunicação têm papel proeminente para médicos de qualquer especialidade que desenvolvam atividades clínicas.[1]

Contudo, há sinais de dificuldades no desenvolvimento e no uso dessas habilidades no ensino e na prática médica. Alguns estudos, por exemplo, têm sugerido que as habilidades de comunicação podem piorar ao longo do curso de medicina.[10,11]

Entre os sérios problemas descritos em estudos que investigaram a comunicação médico-paciente estão os seguintes: cerca de metade das queixas e das preocupações dos pacientes não são levantadas por seus médicos; problemas psicossociais são comuns na clínica médica geral, mas são detectados somente em até a metade dos casos, por dificuldades de comunicação; em metade das consultas, pacientes e médicos não concordam sobre a natureza do principal problema apresentado.[12] Um estudo clássico diagnosticou, já na década de 1980, que os pacientes são interrompidos em suas descrições iniciais pelos médicos, em média, depois de 18 segundos, e não conseguem expor outras preocupações importantes.[13]

No entanto, estudos também demonstram o outro lado dessa história – um lado positivo. Médicos com boas habilidades de comunicação identificam os problemas dos pacientes com maior precisão; têm maiores chances de terem pacientes com melhor ajuste psicológico e maior satisfação com seu atendimento; e têm maior satisfação com seu trabalho e menor estresse profissional.[14,15] Tais habilidades realizadas de forma competente também estão associadas a maior adesão e satisfação por parte dos pacientes.[16] Verifica-se também que melhores competências de comunicação estão associadas a menos processos contra médicos nos Estados Unidos.[17]

Portanto, embora as habilidades de comunicação sejam fundamentais na entrevista psiquiátrica, elas são a base para toda boa entrevista médica. Sendo assim, são abordados, neste capítulo, de forma resumida, alguns tópicos elementares que compõem a comunicação com pacientes com foco na entrevista, mas não somente no campo da psiquiatria, pois o que se discute aqui é relevante para entrevistadores de qualquer especialidade médica.

A CONSULTA MÉDICA E SEUS ELEMENTOS

A consulta médica é a principal situação na medicina em que as habilidades de entrevista são necessárias. Em geral, quando se pensa em uma consulta, é mais ou menos óbvio imaginar que se trate de uma situação em que um profissional de saúde coleta informações objetivas para depois orientar seu paciente sobre o que deverá fazer para obter tratamento adequado. Essa, porém, pode ser uma visão limitada do que acontece nesse contexto.

Segundo Gask e Usherwood,[18] há três funções básicas que compõem a consulta médica: 1) a construção do relacionamento; 2) a coleta de dados; e 3) a formulação, em concordância com o paciente, de um plano de tratamento. Embora o componente de coleta de dados esteja aqui contemplado, há duas diferenças fundamentais entre esta definição e a descrição de senso comum apresentada no parágrafo anterior.

Primeiramente, a construção do relacionamento é destacada pelos autores como um elemento ao mesmo tempo inicial e constante. Durante todo o tempo em que um médico se comunica com seu paciente ele está criando laços de relacionamento – mesmo em situações limitadas, como em uma emergência ou em um pronto-atendimento. Esses laços se mostram fundamentais para a adesão do paciente ao tratamento e dependem de habilidades de comunicação, que podem ser desenvolvidas.

Em segundo lugar, o foco na concordância em relação ao plano de tratamento. Em um modelo paternalista de medicina, frequentemente em voga no Brasil por razões culturais, é comum colocar o médico exclusivamente no lugar de decidir.[19] Embora isso possa parecer confortável para quem está no lugar de poder na relação médico-paciente, a concordância do paciente com quem o está atendendo é fundamental para que desfechos clínicos favoráveis possam acontecer. Por mais que o médico saiba – ou acha que sabe – sobre o problema do paciente, se não houver acordo sobre o que fazer, muitas vezes o desfecho é um conjunto de prescrições que, mesmo estando corretas, não serão obedecidas.

Outro ponto a ter em mente é que, apesar de a medicina ser particularmente centrada na coleta de informações objetivas usadas para diagnosticar os males que acometem os doentes, não é apenas com a coleta desse tipo de dado que um médico deve se preocupar – e esse componente é particularmente relevante no caso da entrevista psiquiátrica. Tudo o que um paciente traz em uma consulta, mesmo que não tenha a ver diretamente com a razão de seu atendimento, é relevante: sua apresentação, sua visão pessoal do que está acontecendo, sua rede de apoio social e familiar e, não menos importante, as vivências emocionais apresentadas durante o adoecimento e na própria consulta.

Como, em geral, os livros médicos discorrem pouco sobre como lidar com esses dados, eles são frequentemente ignorados ou, ainda pior, compreendidos como ruído na comunicação, e não como o que realmente são: informações relevantes que vão auxiliar o profissional em vários passos fundamentais no encontro clínico. Esses passos incluem estabelecer um bom relacionamento médico-paciente; saber o que o paciente entende de seu adoecimento e do tratamento; compreender como os componentes pessoais e sociais do doente influenciam sua doença e suas práticas de cuidado; tentar descobrir quais os componentes psicossociais que influenciam ou são, efetivamente, a causa da busca por ajuda; e, por fim, entrar em acordo sobre os cuidados que deverão ser tomados.

Para que isso possa acontecer, o médico deve estar consciente de que há um conjunto de habilidades básicas de entrevista que necessitam ser desenvolvidas. No componente da construção do relacionamento há, por exemplo, uma série de cuidados que envolvem nada mais do que atos sociais corriqueiros que, no entanto, frequentemente não são realizados em encontros entre médicos e pacientes: cumprimentar a pessoa pelo nome, procurando saber como ela prefere ser chamada; utilizar pronomes de tratamento adequados ao papel social da pessoa (na dúvida, trate por "senhor" ou "senhora" ou, no mínimo, pergunte o que ela prefere); e demonstrar a atenção necessária aos problemas que parecem preocupar mais o paciente.

De nada adianta focar, por exemplo, unicamente no tratamento de uma hipertensão assintomática e irrelevante para o paciente se as questões que mais o preocupam estão voltadas para o relacionamento familiar. Evidentemente que o quadro hipertensivo deverá ser destacado, mas isso não significa que todo o resto da vida do paciente deva ser ignorado. Ao contrário, é demonstrando atenção e cuidado diante do que preocupa o paciente que se ganha capital social para abordar aquilo que ele não está percebendo como relevante.

Durante o processo de coleta de dados, o entrevistador também deve desenvolver formas de fazer anotações que não o impeçam de manter contato visual com o paciente. Alguns médicos gostam de explicar para o paciente que irão tomar notas durante a conversa, mas que estão bastante atentos ao que ele tem a dizer, tomando sempre o cuidado de não ficar com o olhar o tempo todo no papel ou na tela do computador onde as notas estão sendo registradas.

HABILIDADES DE ESCUTA ATIVA

O processo todo de coleta de dados é mais eficiente se for exercido utilizando o que alguns autores descrevem como habilidades de escuta ativa.[20] Na escuta ativa, o entrevistador demonstra receptividade aos elementos comunicacionais trazidos pelo paciente, mas, ao mesmo tempo, tem competências que lhe permitem solicitar esclarecimentos sobre sintomas físicos e mentais, tendo domínio das habilidades de comunicação para, inclusive, se for o caso, incentivar o paciente a falar mais ou interrompê-lo quando necessário.

Algumas habilidades de escuta ativa que são fundamentais para o processo de coleta de informações, psiquiátricas ou não, são revisadas a seguir:*

- *Realizar primeiramente questões abertas e só depois afunilar para perguntas fechadas.* Ao iniciar uma entrevista, quer seja a primeira, quer não, o médico deve começar com questões abertas que permitam ao paciente expressar espontaneamente quais são suas queixas originais. Ao mesmo tempo, é possível, com isso, entender quais são as prioridades do paciente, o que facilita posteriormente na hora de explicar o diagnóstico e negociar a conduta. Componentes emocionais relevantes são também percebidos com maior facilidade nesse contexto. Além disso, o paciente se sente mais bem acolhido por um interlocutor que o deixa exprimir-se à vontade no início. É necessário, porém, ter consciência de que há também o momento de interromper, para que, então, perguntas mais fechadas, que auxiliem o processo de consulta, sejam feitas.
- *Verificar a compreensão.* Periodicamente, o médico deve checar se o que ele está compreendendo das palavras do paciente está correto. Isso tem duas funções primordiais: certificar-se de que ambos estão "na mesma página" e demonstrar para o paciente um genuíno interesse pelas suas questões, algo que estreita os laços de confiança. Além disso, interrupções para esclarecimentos e verificação de compreensão são boas formas de interromper o fluxo de uma entrevista com um paciente excessivamente falante e ter a oportunidade de – quando for o momento certo – começar a fazer perguntas

---

*Existem algumas outras habilidades de comunicação importantes na consulta, que envolvem dar notícias e orientar diagnósticos. Como, no entanto, isso foge ao foco desta obra, os leitores interessados podem encontrar mais informações sobre essas habilidades em trabalhos destinados à comunicação de forma mais abrangente, como nos livros de Borrell Carrió[5] e Leite e colaboradores.[21]

mais fechadas. Uma boa regra é nunca assumir que compreendeu um ponto obscuro. Sempre é recomendável, nessas situações, interromper e confirmar se o que entendeu está correto. Isso é particularmente relevante quando o paciente vem de um universo sociocultural que é diverso daquele de onde o médico é proveniente.

- *Negociar prioridades.* Por vezes, o interesse do paciente é muito díspar de questões médicas relevantes que foram detectadas e precisam ser trazidas para o primeiro plano da consulta. O médico deve estar consciente de que necessita desenvolver habilidades que lhe permitam conduzir uma entrevista que satisfaça – dentro do possível – as necessidades emocionais do paciente, mas que também atendam à boa prática profissional. Isso é, em geral, mais fácil de se fazer quando aquilo que for importante para o paciente não for simplesmente ignorado ou tratado como irrelevante. Nesses casos, perguntar um pouco sobre o tema que o paciente trouxe, legitimá-lo como algo de valor e exibir a clareza serena de que há outros pontos que o médico considera também importantes e que deseja explorar costuma resolver a questão. Deve-se também explicar os limites de tempo disponíveis para aquela consulta, algo que faz parte do universo real da medicina. Ainda sobre os limites de tempo, é importante lembrar que, no caso de pacientes que sejam seguidos longitudinalmente pelo mesmo médico, um dos argumentos possíveis também pode ser a proposta de estender a discussão sobre o tema ao longo do tempo, nos diversos retornos.
- *Concretizar.* Essa habilidade é bastante valiosa na prática médica em geral, mas é particularmente necessária em entrevistas psiquiátricas. Geralmente, o paciente costuma falar de seus sintomas e de outras circunstâncias de relevância clínica de forma genérica, quase abstrata. Por exemplo, um paciente pode dizer que, de vez em quando, "fica agitado". Para uma correta discriminação da relevância dos sintomas e de sua eventual aplicação na formulação de um diagnóstico, é importante compreender com clareza como o sintoma acontece. Nesses casos, uma boa saída é pedir que o paciente descreva, por exemplo, a última vez em que a situação aconteceu, além de tentar esclarecer com que frequência esse fenômeno ocorre em sua vida. No exemplo citado, o entrevistador poderia pedir para o paciente descrever em detalhes o que foi que aconteceu da última vez que ele "ficou agitado".
- *Resumir.* Ao final do processo de coleta de informações, é recomendável que o entrevistador faça um pequeno resumo e pergunte ao paciente se há algo

mais a acrescentar. Esse procedimento é útil para verificar se os elementos que o médico entendeu serem fundamentais para o caso também o são para o paciente, uma vez que, como já se viu, existe um considerável descompasso entre quais são as prioridades dos médicos e o que é considerado crucial para o paciente e seus acompanhantes. Mais uma vez, ele serve para criar uma conexão com o paciente e demonstrar que o médico está atento. Não raro, novas e importantes informações que passaram despercebidas podem emergir nesse momento. Esse procedimento também serve como uma forma de tentar prevenir o que é chamado informalmente como "sinal da maçaneta": no momento de ir embora, já com a mão na maçaneta da porta, o paciente se lembra de algo que considera muito importante e que, não raro, é de fato relevante e não foi abordado durante a consulta.

- *Acolher e legitimar sentimentos e aspectos emocionais.* Muitas vezes, os médicos se sentem incomodados em ter que lidar com aspectos emocionais da vida de seus pacientes. Por não se sentirem "treinados" para "resolver" tais problemas, não é incomum que elementos emocionais sejam ignorados ou mesmo inconscientemente negligenciados durante uma consulta. Lidar com as chamadas "deixas" que demonstram questões emocionais relevantes e subjacentes configura uma habilidade de escuta ativa importante na entrevista médica. Isso é absolutamente fundamental na anamnese psiquiátrica, tanto que a próxima seção é dedicada inteiramente a esse conjunto de habilidades de comunicação médico-paciente.

LIDANDO COM QUEIXAS E DEIXAS EMOCIONAIS

Deixas ou pistas emocionais são indicativos de que existe um forte componente emocional no tema que está sendo discutido. Elas podem se apresentar de diversas formas. As mais óbvias são quando conteúdos emocionais explícitos se apresentam quando um assunto vem à baila, como choro, raiva ou sinais de ansiedade. Outras vezes, são sinais mais sutis, para os quais o entrevistador deve estar atento, e que revelam um conteúdo emocional subjacente, como um marejar de olhos, um desvio de olhar ou um titubeio no fluxo da fala. Em outras situações, é a recusa em falar sobre algo, com uma rápida mudança de assunto que acaba por revelar que pode haver um conteúdo emocional relevante.

Manejar e entender tais conteúdos é relevante por uma série de razões. Primeiro, porque, ao fazer isso, o vínculo com o paciente é reforçado. Além disso, compreender o universo emocional de um paciente aumenta a capacidade de entender e priorizar a natureza de seus problemas e propor uma conduta terapêutica mais efetiva. Vale ainda lembrar que componentes emocionais podem moldar ou até mesmo definir o problema clínico do paciente. E, claro, se isso é importante nas várias especialidades médicas, na psiquiatria e em outras em que o vínculo é ainda mais relevante, como a medicina de família e comunidade, torna-se absolutamente nevrálgico.

A seguir, é apresentado um esquema resumido e adaptado das propostas de Gask e Usherwood[18] e Van Der Molen e Lang[20] sobre como lidar com situações emocionais explícitas e com situações que se apresentam como deixas.

- *Não ignorar.* Curiosamente, a primeira recomendação no caso da detecção de uma queixa emocional deve ser a de *não a ignorar*. Os médicos frequentemente se sentem desconfortáveis com esse tipo de queixa, por não saberem o que fazer com elas. Na maior parte das vezes, a principal tarefa é ser capaz de escutá-las e compreendê-las. A partir daí, de posse dos conhecimentos obtidos ao longo deste livro, o médico precisa ser capaz de identificar se está diante de uma vivência emocional patológica ou não para tomar uma atitude. Na maioria das vezes, somente ser capaz de ouvir o paciente já traz alento e vinculação, não sendo necessário tomar qualquer atitude "curativa" diante do sofrimento apresentado. Por vezes, para os médicos, isso é um desafio. Entendemos, porém, que esse é um desafio que precisa ser enfrentado, em nome da busca pelo melhor tratamento possível.
- *Fazer comentários empáticos.* Comentários empáticos são uma forma de estabelecer conexões com a vivência emocional sofrida de um paciente. Eles devem, porém, ser cuidadosos para não soarem forçados. Dizer a um paciente que "sabe o que ele está sentindo", apesar de bem intencionado, dependendo da personalidade da pessoa, pode soar ofensivo, além de ser factualmente falso. Ninguém sabe exatamente como o outro se sente. É mais prudente e mais preciso usar expressões como "eu imagino que estar passando pelo que o senhor está passando deva ser bem difícil" ou equivalentes. Esses comentários são particularmente úteis quando o paciente não consegue falar por ter sido dominado por uma forte emoção.

- *Reagir a deixas verbais.* Frequentemente, os pacientes apresentam conteúdos emocionais explícitos em suas falas, ao longo da entrevista. Há algumas formas de se acolher o componente emocional relatado. Pode-se lidar na forma de comentários, de uma repetição, de uma paráfrase (usar outras palavras para dizer a mesma coisa) ou de uma pergunta. Em todas elas o entrevistador reforça o ponto emocional e dá a chance para o paciente elaborar um pouco sobre ele antes que se possa voltar ao principal assunto da consulta – lembrando que, por vezes, a queixa emocional é, no final das contas, o principal assunto. No **Quadro 1.1**, estão o exemplo de uma deixa verbal e exemplos de respostas possíveis utilizando as técnicas citadas.
- *Lidar com deixas não verbais.* Em outros momentos, o paciente não traz a questão emocional explicitamente, mas a deixa transparecer por meio dos sinais descritos no início desta seção. Como no caso anterior, mas ainda mais, há que se ter cuidado em não pressionar o paciente a falar sobre algo que será excessivamente desagradável. Nessas situações, há que se equilibrar uma certa sutileza, ao mesmo tempo em que não se deixa passar a chance de trazer um elemento emocional à baila. No **Quadro 1.1**, há também o exemplo de uma deixa não verbal e dois exemplos de intervenções que poderiam ser feitas pelo entrevistador.

Quadro 1.1

Exemplos de deixa verbal e não verbal e de possíveis intervenções

DEIXA VERBAL	POSSÍVEIS INTERVENÇÕES
Durante a anamnese, uma paciente relata o seguinte: "Doutora, estou tendo esse inchaço desde que... deixe ver... desde que o meu filho foi preso. Eu não consigo me conformar com isso".	Realizar um comentário: "É, não me parece ser muito fácil para uma mãe ver um filho nessa situação... Quer falar mais sobre isso para mim?".
	Repetir ou parafrasear (repetir com outras palavras): "Se eu entendi bem, a senhora não tem se sentido muito bem desde a prisão do seu filho. Quer falar mais sobre isso?".
	Focar na questão na forma de uma pergunta ou clarificação de uma dúvida: "Pode me explicar melhor como a senhora ficou desde que o seu filho foi preso? Pode ser que seja importante a gente conversar um pouco sobre isso".

(Continua)

(Continuação)

Quadro 1.1

Exemplos de deixa verbal e não verbal e de possíveis intervenções

DEIXA NÃO VERBAL	POSSÍVEIS INTERVENÇÕES
Percebe-se os olhos marejados do paciente, quando, ao ser perguntado sobre a presença da esposa, ele responde que ela não veio dessa vez.	Fazer um comentário sobre o comportamento observado, convidando o paciente, de forma cuidadosa, a falar mais sobre o assunto: "Notei que o senhor ficou triste ao falar de sua esposa... Quer falar mais sobre isso?".
	Tentar esclarecer o sentimento apresentado na forma de uma pergunta ou dúvida: "O senhor fica triste quando sua esposa não vem para a consulta? O senhor se sente confortável em falar sobre isso?".

CONSIDERAÇÕES FINAIS

É importante ter clareza de que, ao terminar de ler este capítulo, o leitor não terá, de forma alguma, esgotado tudo o que poderia aprender sobre habilidades de comunicação nos encontros entre pacientes e médicos. A rigor, habilidades de comunicação são desenvolvidas, acima de tudo, na prática e quando há a oportunidade de receber *feedback* de boa qualidade sobre o tema. Ainda assim, já será suficientemente bom se o aprendiz estiver atento ao fato de que desenvolver habilidades de comunicação é algo extremamente desejável na prática médica e fizer um esforço consciente para desenvolvê-la nas suas oportunidades de aprendizagem, em cenários simulados ou reais.

Há todo um conjunto de elementos comunicacionais que representam desafios no mundo da prática médica: pacientes excessivamente falantes, prolixos, vagos ou lacônicos. Na psiquiatria, se aliam outros desafios, que aparecem mais amiúde, como pacientes hostis, desconfiados, com dificuldades cognitivas ou totalmente tomados por sentimentos que dificultam a entrevista, como é comum, por exemplo, em uma fase hipomaníaca ou depressiva grave. Para abordar tais casos, recomenda-se a leitura de obras voltadas especificamente para a entrevista psiquiátrica.[2-4]

É muito importante que o médico ou o estudante de medicina esteja consciente de que, embora haja manuais que auxiliam a desenvolver suas habilidades de entrevista em medicina e psiquiatria, quem irá criar sua própria forma de lidar com as situações será ele próprio. Desde que técnica e eticamente corretas, não há limites para as respostas possíveis e nem uma "receita de bolo" única. Considerando que um estudo demonstrou não haver influência dos principais fatores de personalidade no desempenho em habilidades de comunicação,[22] uma pessoa não precisaria mudar o seu estilo pessoal para desenvolver tais habilidades. A ideia aqui é que cada profissional, dentro de seu padrão de personalidade, descubra técnicas que lhes sejam mais confortáveis, mas que também sejam eficientes e permitam a conexão com seus pacientes.

Há uma regra que pode ser usada sem maiores contraindicações: **conheça seu paciente**. Quanto mais um médico souber sobre quem ele cuida, seja do ponto de vista absolutamente informacional – faixa etária, profissão, religião, nível pressórico e histórico de remédios que toma e tomou –, seja do ponto de vista do que se compreende ser "subjetivo" – sua história de vida, suas expectativas diante do adoecimento, seu círculo social, seus medos e fragilidades –, mais ele terá condições de exercer com segurança, precisão e benefício a prática da medicina.

REFERÊNCIAS

1. Rider EA, Keefer CH. Communication skills competencies: definitions and a teaching toolbox. Med Educ. 2006;40(7):624-9.
2. Carlat DJ. Entrevista psiquiátrica. 2. ed. Porto Alegre: Artmed; 2007.
3. Morrison J. Entrevista inicial em saúde mental. 3. ed. Porto Alegre: Artmed; 2010.
4. MacKinnon RA, Michels R, Buckley PJ. A entrevista psiquiátrica na prática clínica: de acordo com o DSM-5. 3. ed. Porto Alegre: Artmed; 2017.
5. Borrell Carrió F. Entrevista clínica: habilidades de comunicação para profissionais de saúde. Porto Alegre: Artmed; 2012.
6. Back AL, Arnold RM, Baile WF, Tulsky JA, Fryer-Edwards K. Approaching difficult communication tasks in oncology. CA Cancer J Clin. 2005;55(3):164-77.
7. Merckaert I, Libert Y, Razavi D. Communication skills training in cancer care: where are we and where are we going? Curr Opin Oncol. 2005;17(4):319-30.
8. Howells RJ, Davies HA, Silverman JD. Teaching and learning consultation skills for paediatric practice. Arch Dis Child. 2006;91(4):367- 70.
9. Bradley CT, Brasel KJ. Core competencies in palliative care for surgeons: interpersonal and communication skills. Am J Hosp Palliat Care. 2007;24(6):499-507.
10. Pfeiffer C, Madray H, Ardolino A, Willms J. The rise and fall of students' skill in obtaining a medical history. Med Educ. 1998;32(3):283-8.
11. Prislin MD, Giglio M, Lewis EM, Ahearn S, Radecki S. Assessing the acquisition of core clinical skills through the use of serial standardized patient assessments. Acad Med. 2000;75(5):480-3.

12. Leonard P. Exploring ways to manage healthcare professional-patient communication issues. Support Care Cancer. 2017;25(Suppl 1):7-9.
13. Beckman HB, Frankel RM. The effect of physician behavior on the collection of data. Ann Intern Med. 1984;101(5):692-6.
14. Stewart M, Brown JB, Boon H, Galajda J, Meredith L, Sangster M. Evidence on patient-doctor communication. Cancer Prev Control. 1999;3(1):25-30.
15. Stewart MA. Effective physician-patient communication and health outcomes: a review. CMAJ. 1995;152(9):1423-33.
16. Bartlett EE, Grayson M, Barker R, Levine DM, Golden A, Libber S. The effects of physician communications skills on patient satisfaction; recall, and adherence. J Chronic Dis. 1984;37(9-10):755-64.
17. Levinson W, Roter DL, Mullooly JP, Dull VT, Frankel RM. Physician-patient communication: the relationship with malpractice claims among primary care physicians and surgeons. JAMA. 1997;277(7):553-9.
18. Gask L, Usherwood T. The consultation. BMJ. 2002;324(7353):1567-9.
19. Caprara A, Franco ALS. A relação paciente-médico: para uma humanização da prática médica. Cad. Saúde Pública. 1999;15(3):647-54.
20. van der Molen HT, Lang G. Habilidades da escuta na consulta médica. In: Leite AJM, Caprara A, Coelho Filho JM, organizadores. Habilidades de comunicação com pacientes e famílias. São Paulo: Sarvier; 2007. p. 47-66.
21. Leite AJM, Caprara A, Coelho Filho JM, organizadores. Habilidades de comunicação com pacientes e famílias. São Paulo: Sarvier; 2007.
22. Kuntze J, van der Molen HT, Born MP. Big five personality traits and assertiveness do not affect mastery of communication skills. Health Prof Educ. 2016;2(1):33-43.

Anamnese, exame do estado mental e perfil biográfico

Ana Maria G. R. Oda
Paulo Dalgalarrondo

Neste capítulo, a psicopatologia descritiva é abordada tal como desenvolvida em *Psicopatologia e semiologia dos transtornos mentais*,[1] obra de referência bem conhecida no Brasil. A ideia central aqui é aplicar os conhecimentos da semiologia psicopatológica às práticas da anamnese, do exame do estado mental e da coleta de dados sobre o perfil biográfico do paciente.

INTRODUÇÃO

▶ SEMIOLOGIA PSICOPATOLÓGICA: DEFINIÇÃO

Pode-se definir a semiologia psicopatológica como o estudo dos sinais e sintomas dos transtornos mentais. O conhecimento dos sinais e sintomas mentais, associado à arte de capturá-los nas entrevistas e nas observações dos pacientes, são os seus pilares fundamentais. O objetivo final desse processo é auxiliar o profissional a compreender a pessoa e seu sofrimento.

É importante ressaltar que, ao receber um determinado nome, um sintoma adquire o *status* de símbolo linguístico, que só pode ser compreendido dentro de um sistema simbólico dado, um sistema de teorias e narrativas sobre os transtornos mentais. Assim, por exemplo, o que chamamos de angústia manifesta-se, ao mesmo tempo, como mãos geladas, tremores e aperto na garganta (que indicam uma disfunção no sistema nervoso autônomo) e, ao ser tal estado designado como nervosismo, neurose, ansiedade ou gastura, passa a receber certo significado classificatório, simbólico e cultural, que só pode ser adequadamente compreendido e interpretado tendo como referência um universo cultural específico, um sistema de símbolos determinado, em uma visão psicopatológica dada. Esse ponto é muito relevante para toda a medicina, e tem particular importância para a coleta e avaliação dos sintomas mentais na prática médica.

Na semiologia médica, a observação dos sinais e sintomas pressupõe que se tenha sempre em mente a relação entre as partes e o todo. Ou seja, para bem observar, é preciso conhecer as possíveis configurações sintomatológicas (síndromes), assim como seus componentes (sinais e sintomas) e os modos como ambos se articulam.

▶ O NORMAL E O PATOLÓGICO

No campo da psicopatologia, pode ser difícil determinar se o que a pessoa apresenta é algo patológico, anormal, ou se está no campo da normalidade, sendo uma variação de comportamento ou estado mental que não indicam alteração psicopatológica. Há vários critérios de normalidade em medicina. A adoção de um ou outro depende, entre outras coisas, de opções filosóficas, ideológicas e pragmáticas do profissional.[2] Os principais critérios de normalidade utilizados em medicina e em psicopatologia estão resumidos no **Quadro 2.1**.

Nos casos mais graves, em que as alterações comportamentais e mentais são de intensidade acentuada e de longa duração, com grande sofrimento mental e marcantes disfunções no cotidiano, o delineamento das fronteiras

Quadro 2.1

Principais critérios de normalidade

1. Normalidade como **ausência de doença**. Normal seria o indivíduo que simplesmente não é portador de um transtorno mental definido. Tal critério é, em geral, insuficiente, pois define a normalidade pelo que ela não é, sem dizer o que ela é.

2. Normalidade **ideal**. Nessa perspectiva socialmente constituída e referendada, o indivíduo normal seria aquele adaptado às normas morais e políticas de determinada sociedade. Tais critérios podem ser dogmáticos e autoritários, em especial em certos contextos políticos.

3. Normalidade **estatística**. Aqui, os indivíduos que se situam estatisticamente fora de uma curva de distribuição normal são considerados anormais. É um critério muitas vezes falho, em saúde geral e mental, pois nem tudo que é frequente é necessariamente saudável, e nem tudo que é raro ou infrequente é patológico.

(Continua)

(Continuação)

Quadro 2.1

Principais critérios de normalidade

4. Normalidade como **completo bem-estar**. De acordo com a definição da Organização Mundial de Saúde (OMS), a saúde seria o completo bem-estar físico, mental e social, e não somente a ausência de doença. É um conceito criticável por ser vasto e impreciso e, assim, pouco útil.
5. Normalidade **funcional**. O fenômeno é considerado anormal quando é disfuncional, ou seja, produz sofrimento para o próprio indivíduo ou para o seu grupo social. O conceito pode não ser aplicável a várias situações clínicas.
6. Normalidade como **processo**. Aqui, consideram-se os aspectos dinâmicos do desenvolvimento psicossocial, das reestruturações ao longo do tempo, de crises e de mudanças próprias de certos períodos etários. Esse conceito é particularmente útil em psiquiatria de crianças, de adolescentes e geriátrica.
7. Normalidade **subjetiva**. Nesse caso, a ênfase está na percepção subjetiva do próprio indivíduo em relação a seu estado de saúde. Porém, tal critério falha em situações em que o transtorno mental traz falta de *insight* (p. ex., pessoas em fase maníaca).
8. Normalidade como **liberdade existencial**. De certa perspectiva filosófica, a anormalidade ou enfermidade mental seria caracterizada como perda da liberdade existencial, constrangendo as potencialidades existenciais da pessoa. Tal conceito pode ser útil na compreensão dos aspectos subjetivos do adoecimento mental.
9. Normalidade **operacional**. Aqui, se constroem critérios assumidamente arbitrários, com finalidades pragmáticas explícitas. Define-se, *a priori*, o que é normal e o que é patológico e busca-se trabalhar operacionalmente com esses conceitos, aceitando as consequências de tal definição prévia.

Fonte: Elaborado com base em Dalgalarrondo.[1]

entre o normal e o patológico não é tão difícil – por exemplo, em psicoses graves, demências avançadas ou deficiência intelectual profunda.

Entretanto, há frequentemente, casos limítrofes, nos quais a delimitação entre comportamentos, estados mentais e formas de sentir normais ou patológicas pode ser difícil. Nessas situações, é especialmente relevante que o avaliador tenha claro quais conceitos ou critérios de normalidade estão sendo usados como referência. Além disso, é preciso considerar que o comportamento e o estado mental dos seres humanos não são fatos neutros, exteriores aos interesses e às circunstâncias e preocupações humanas, pois não ficamos indiferentes perante outras pessoas, quando nos defrontamos com seus comportamentos, sentimentos e estados mentais subjetivos.

Assim, definir alguém como normal ou anormal em psicopatologia tem sido ainda associado àquilo que é desejável ou indesejável, ou àquilo que é bom ou ruim. Essa questão tem, portanto, grande carga valorativa. Os valores (morais, políticos, religiosos, estéticos, etc.) estão sempre presentes, mesmo que se busque distância deles na prática clínica, quando se caracteriza alguém como anormal do ponto de vista psicopatológico.[3]

Em resumo, o debate sobre a normalidade em psicopatologia é vivo, intenso, repleto de valores (explícitos ou não), com conotações políticas e filosóficas (reconhecidas ou não), e implica como pessoas podem ser situadas e classificadas em suas vidas e experiências na sociedade. Na prática clínica, muitas vezes se associam vários critérios de normalidade, de acordo com o objetivo da avaliação.

▶ EPIDEMIOLOGIA DOS TRANSTORNOS MENTAIS E IMPORTÂNCIA DA SEMIOLOGIA PSICOPATOLÓGICA NA FORMAÇÃO DO MÉDICO

Os sintomas, as síndromes e os transtornos mentais são eventos de alta frequência na comunidade e, ainda mais, em contextos clínicos, como nos hospitais, na atenção primária (unidades básicas de saúde), nos consultórios e nas clínicas privadas. Em amostras na comunidade, uma metanálise de 174 estudos internacionais sobre a prevalência de transtornos mentais comuns (feitos entre 1980 e 2013, em 63 países) revelou que, nos últimos 12 meses antes da entrevista, 17,6% das pessoas apresentavam algum transtorno mental e, durante a vida, 29,2% tiveram pelo menos um transtorno mental.[4]

No Brasil, dois estudos feitos com amostras populacionais representativas, nas cidades de São Paulo e do Rio de Janeiro, nos anos de 2005 a 2008, identificaram prevalências de transtornos mentais, nos últimos 12 meses, de 31,2% (Rio de Janeiro) e de 29,6 a 32,5% (São Paulo) e prevalências na vida de 42,1% (Rio de Janeiro) e de 44% (São Paulo).[5,6] A pesquisa feita em São Paulo classificou 33,2% dos casos como leves, 33% como moderados e 33,9% como graves.[5] Um estudo multicêntrico em quatro capitais brasileiras avaliou as taxas de transtornos mentais comuns em usuários da atenção primária em saúde, encontrando taxas de 51,9% no Rio de Janeiro, 53,3% em São Paulo, 64,3% em Fortaleza e 57,7% em Porto Alegre.[7]

Em termos mundiais, a OMS afirma que, estimando-se que cerca de 60% das pessoas que buscam consultas em serviços de atenção primária têm um transtorno mental diagnosticável, intervenções eficazes nesse nível de atenção poderiam reduzir muito a carga global das perturbações mentais não tratadas, com melhora na qualidade de vida de centenas de milhões de pessoas.[8]

Destaca-se ainda que o estigma relativo às pessoas com transtornos mentais é um grave problema que traz consequências para o cuidado em saúde. Há sólidas evidências de que pessoas com transtornos mentais têm menos acesso a serviços de saúde e recebem piores cuidados em saúde geral. Além disso, aquelas com transtornos mais graves têm taxas muito mais elevadas de mortalidade, em relação à população geral, sendo que pessoas desse grupo morrem 10 anos antes, em média, o que é um dado alarmante. Tais fatos, em grande medida, mostram-se correlacionados ao estigma com relação às enfermidades mentais.[8,9]

Vários estudos indicam que não apenas a população geral, mas também profissionais e estudantes da área da saúde (de medicina, inclusive), têm uma visão equivocada sobre as pessoas com transtornos mentais, considerando-as perigosas, violentas ou sem possibilidade de tratamento e recuperação. Sabendo-se que o estigma é composto por três aspectos relacionados,[10] conhecimentos (ignorância), atitudes (preconceito) e comportamentos (discriminação), intervenções sistemáticas durante a formação médica, como o contato supervisionado com pacientes e o estudo de temas referentes à saúde mental, à psicopatologia e à psiquiatria, podem colaborar para a modificação de ideias, atitudes e comportamentos estigmatizantes dos futuros médicos.

Em síntese, os transtornos mentais são consideravelmente frequentes e causam grande impacto na vida das pessoas. Os profissionais de saúde e os médicos, particularmente, não podem desconhecer os sofrimentos psíquicos e os quadros psicopatológicos de seus pacientes e, por isso, devem estar capacitados para a avaliação semiológica dessa dimensão em sua prática diária.

Recentemente (2020/2022), a pandemia de covid-19 vem ocasionando problemas de natureza sanitária, social, política e econômica, impactando de modo intenso a vida e a saúde em todo o mundo, com consequências marcantes sobre a saúde mental, em termos individuais e de saúde pública. Pessoas que tiveram a infecção pelo novo coronavírus podem desenvolver sintomas depressivos e ansiosos variados, problemas de sono e de memória, entre outros transtornos neuropsicológicos e emocionais. A sobrecarga dos sistemas de saúde pode levar à desassistência e à piora de transtornos mentais já existentes.[11] No Brasil, tem havido alta prevalência de ansiedade, depressão e problemas de sono durante a pandemia, na população geral.[12]

ENTREVISTA EM SAÚDE MENTAL

Considera-se que a entrevista em saúde mental é composta por três partes conectadas: a **anamnese** (ou **história clínica**), o **exame do estado mental atual** (ou **exame psíquico**) e o **perfil biográfico** (a coleta de dados biográficos e a descrição da pessoa, independentemente da doença). No ensino de semiologia psicopatológica na Faculdade de Ciências Médicas (FCM) da Universidade Estadual de Campinas (Unicamp), indica-se aos estudantes que a cada um desses três pontos corresponderiam algumas perguntas-chave, que, ao final da avaliação, deverão ter sido respondidas em seus aspectos mais relevantes. As perguntas-chave se encontram no Quadro 2.2.

▶ HABILIDADES NECESSÁRIAS PARA AS ENTREVISTAS

Os aspectos técnicos e as habilidades humanas em realizar entrevistas são atributos fundamentais dos profissionais de saúde. Tais habilidades podem ser aprendidas, sendo em parte também intuitivas, de acordo com a personalidade do avaliador, seu estilo próprio e sua sensibilidade nas relações interpessoais.

Quadro 2.2
Entrevista em saúde mental: perguntas-chave
1. Anamnese ou história clínica: "**O que aconteceu** com essa pessoa? Que evento ou fenômeno ocorreu em sua vida?"
2. Exame do estado mental atual (ou exame psíquico): "**Como está** essa pessoa no momento da avaliação? Como está o seu comportamento, e como está seu funcionamento mental subjetivo?"
3. Perfil biográfico: "**Quem é** a pessoa que se está avaliando? Qual é a sua história de vida pessoal, como se estrutura e se revela a sua subjetividade?"

A habilidade do entrevistador se revela pelas perguntas que ele escolhe formular, por aquelas que ele evita formular e pela sua decisão de quando e como falar ou apenas ouvir o paciente com atenção e interesse. Não importa apenas quais perguntas fazer, mas, sobretudo, como fazer tais perguntas: com respeito, tato e compreensão, estando o entrevistador sempre atento a quem é e como está a pessoa que ele avalia. Também é atributo essencial do entrevistador a capacidade de estabelecer uma relação ao mesmo tempo empática e tecnicamente útil para a investigação clínica. É fundamental que o estudante ou profissional de saúde possa estar em condições de acolher o paciente em seu sofrimento, de ouvi-lo realmente, escutando-o em suas dificuldades e peculiaridades, sem julgar ou interromper a toda hora.

Além de paciência e respeito, o entrevistador necessita de habilidade e iniciativa para estabelecer limites a pacientes invasivos ou agressivos e, assim, proteger-se e assegurar a boa realização da entrevista. Em alguns casos, uma entrevista bem conduzida é aquela na qual o entrevistador fala pouco e ouve pacientemente a pessoa enferma. Outras vezes, o paciente e a situação exigem que o entrevistador seja mais ativo, mais participante, fazendo mais perguntas, intervindo mais frequentemente. Isso varia muito em função:

1. Do **paciente**, de seu **estado mental** no momento, das suas **capacidades cognitivas** e de sua **personalidade**. Às vezes, o entrevistador precisa ouvir muito, pois o paciente precisa muito falar, precisa "desabafar" com alguém que o ouça com atenção e respeito; outras vezes, o entrevistador deve falar mais, conduzir ativamente a entrevista, para que o paciente não se sinta muito tenso ou retraído ou se perca em detalhes de pouca relevância.
2. Do **local** e do **tipo de serviço** de saúde no qual a entrevista ocorre (pronto-socorro, enfermaria, ambulatório, unidade básica de saúde, centro de atenção psicossocial, consultório particular, Consultório na Rua, etc.).
3. Dos **objetivos da entrevista** (diagnóstico clínico; avaliação sindrômica rápida em emergência, estabelecimento de vínculo terapêutico inicial; entrevista de triagem, orientação familiar, pesquisa, finalidades forenses ou trabalhistas, etc.).
4. Da **personalidade do entrevistador**. Alguns profissionais, que são ótimos entrevistadores, falam pouco durante a entrevista, sendo discretos e mais

passivos; outros conseguem trabalhar bem e realizar boas entrevistas sendo espontaneamente mais ativos, falando mais. As "regras de ouro" da entrevista em saúde mental estão no **Quadro 2.3**.

Algumas atitudes que podem ser inadequadas e improdutivas e que devem ser evitadas pelo entrevistador estão listadas no **Quadro 2.4**.

Dificuldades comuns nas entrevistas realizadas em serviços públicos e em alguns convênios médicos privados são a falta de tempo dos profissionais, o excesso de trabalho e as condições arquitetônicas de atendimento precárias. Assim, o profissional de saúde pode estar impaciente ao ouvir pessoas com queixas pouco precisas (chamadas pejorativamente de "poliqueixosas") e rejeitar aquelas que informam de forma vaga ou que estão muito desorganizadas psiquicamente. Às vezes, o avaliador dispõe de não mais que 10 minutos (p. ex., em pronto-socorro ou em um ambulatório repleto de pacientes à espera), mas se, nesse pouco tempo, puder ouvir e examinar o paciente com paciência e respeito, criando uma atmosfera de confiança e empatia, poderá propiciar o início de um trabalho de boa qualidade. Certas vezes, não é apenas a quantidade de tempo com o paciente o que mais conta, mas a qualidade da atenção que o profissional consegue oferecer-lhe.

Quadro 2.3

As três regras "de ouro" da entrevista em saúde mental

1. **Pacientes organizados** mentalmente, com inteligência normal, com escolaridade boa ou razoável, fora de um estado psicótico, devem ser entrevistados de forma mais aberta, permitindo que falem e se expressem de maneira fluente e espontânea. O entrevistador fala pouco, fazendo algumas pontuações para que o paciente conte a sua história.

2. **Pacientes desorganizados**, com **nível intelectual baixo**, em **estado psicótico** ou **muito desconfiados (paranoides)**, com **alto nível de ansiedade**, devem ser entrevistados de forma mais **estruturada**. Nesse caso, o entrevistador, faz perguntas simples e dirigidas (fáceis de serem compreendidas e respondidas).

3. Nos primeiros contatos com **pacientes muito tímidos, ansiosos ou paranoides**, devem-se fazer primeiro **perguntas neutras** (nome, onde mora, profissão, estado civil, nome de familiares, etc.), para então, gradativamente, começar a formular perguntas **"mais pessoais"** (às vezes, constrangedoras para o paciente), como: "Qual é o seu problema?"; "Por que foi trazido ao hospital?"; "O que aconteceu para que você agredisse seus familiares?", etc.

Fonte: Elaborado com base em Dalgalarrondo.[1]

Quadro 2.4

Atitudes a evitar na entrevista em saúde mental

1. **Posturas rígidas**, fórmulas que o profissional acha que funcionaram bem com alguns pacientes. O que se deve buscar é uma atitude flexível, que seja adequada à personalidade do paciente, aos sintomas que apresenta no momento, à síndrome e ao transtorno que apresenta, à sua bagagem cultural, aos seus valores e à sua linguagem.

2. **Atitudes ou reações emotivas** ou artificialmente calorosas, que produzem uma falsa sensação de intimidade. O ideal é uma atitude receptiva, mas discreta, de respeito e consideração pelo paciente, sobretudo na primeira entrevista. Criar um clima de confiança para que a história do paciente surja em sua plenitude tem grande utilidade tanto diagnóstica como terapêutica.

3. **Atitudes excessivamente neutras ou frias** devem ser evitadas, pois, em nossa cultura, frequentemente transmitem ao paciente uma sensação de distância e desprezo.

4. **Emissão de julgamentos** ou comentários expressando valores morais sobre o que o paciente relata ou apresenta.

5. **Expressões intensas de pena ou compaixão**. Um paciente em sofrimento intenso beneficia-se mais de um profissional que acolhe tal sofrimento de forma empática, discreta e equilibrada, que de alguém que se desespera junto com ele.

6. **Reações de hostilidade ou agressividade**. O profissional deve se esforçar por demonstrar serenidade e firmeza diante de um paciente agressivo, deixando claro que há limites na entrevista. Deve o entrevistador responder em tom de voz mais baixo que o do paciente exaltado, de forma firme e pausada. Apesar de nunca revidar às agressões, deve-se mostrar ao paciente que ele está sendo inadequadamente hostil e que não se aceitará agressão física ou verbal. No entanto, ficar polemizando costuma ser inútil em situações de crise.

7. **Prosseguir em entrevistas muito prolixas**, nas quais o paciente fala muito, mas não diz nada de substancial sobre seu sofrimento. Nesse caso, o profissional deve ter a habilidade de conduzir a entrevista para os pontos mais significativos, interrompendo respeitosamente a fala do paciente, quando julgar necessário.

8. **Fazer muitas anotações** durante a entrevista, e não olhar para o paciente, pode transmitir a impressão de que as anotações são mais importantes que a própria entrevista (observar se o paciente parece desconfortável com as anotações).

Fonte: Elaborado com base em Dalgalarrondo.[1]

Dessa maneira, o estudante ou o profissional, ao entrar em contato com cada novo paciente, deve preparar seu espírito para encarar o desafio de conhecer essa nova pessoa, de formular um diagnóstico e de entender algo do que se passa em seu mundo interior e nas suas relações interpessoais. Aqui, a paciência e o interesse humano são os elementos fundamentais. Não é possível saber quantas entrevistas e quanto tempo serão necessários para conhecer adequadamente um paciente. A experiência e a atitude do entrevistador, curiosa, atenta e receptiva, determinam o quão profundo e abrangente será o conhecimento extraído das entrevistas.

▶ ANAMNESE

Na anamnese, devem ser coletados todos os dados necessários para um diagnóstico abrangente, o que inclui os dados sociodemográficos, a queixa ou o problema principal e a história dessa queixa ou problema, os antecedentes mórbidos somáticos e psíquicos pessoais, contendo os hábitos e o uso de substâncias psicoativas, os antecedentes mórbidos familiares, a história de vida do paciente, englobando as várias etapas do desenvolvimento somático, neurológico, psicológico e psicossocial e a avaliação das suas interações familiares e sociais. No **Quadro 2.5**, são sugeridas atitudes a serem tomadas e perguntas a serem feitas durante a anamnese.

Vale lembrar que, em certos casos, o paciente consegue formular com clareza e precisão a queixa ou o problema principal, de forma consistente e central ao seu sofrimento. Entretanto, às vezes, a pessoa não tem qualquer queixa a fazer ou simplesmente não tem crítica ou *insight* de sua situação (ver a definição de *insight* adiante), de seu sofrimento. Outras vezes, a pessoa se

---

Quadro 2.5

Atitudes e perguntas importantes na anamnese psicopatológica

1. Providenciar um **local com privacidade** e um **mínimo de conforto** para a entrevista. No caso de pacientes muito irritados ou potencialmente agressivos, evitar lugares trancados e de difícil acesso ou evasão.

2. **Apresentar-se** ao paciente, dizendo seu nome, sua condição profissional (médico, estudante de medicina, de enfermagem, de psicologia, etc.) e depois explicar brevemente o **objetivo** da entrevista.

3. Iniciar com **perguntas gerais**: "Como se chama? Quantos anos tem? Qual é o seu estado civil? Tem filhos? Com quem mora? Até que ano foi à escola? Qual é a sua profissão? Em que trabalha? Qual é a sua religião?".

(Continua)

Anamnese, exame do estado mental e perfil biográfico

(Continuação)

Quadro 2.5

Atitudes e perguntas importantes na anamnese psicopatológica

4. Então, perguntar "**Qual é o seu problema?**" (alternativas: "O que o traz aqui? Como tem se sentido? Tem alguma dificuldade?").
5. Perguntar "**Quando e como começaram seus problemas?** Como tem passado?" (nos últimos anos, meses, semanas ou dias).
6. Perguntar "**Quais as avaliações, os exames e os tratamentos que fez até hoje?** Quais foram os resultados desses tratamentos?".
7. Perguntar "**Qual é a origem ou causa, de onde você acredita que vêm seus problemas?**" (Alternativa: "A que atribui os seus problemas?").
8. Observar com atenção, desde o início da entrevista, **a postura, as atitudes, as vestimentas, os comportamentos não verbais e a mímica** do paciente (para poder descrevê-los).
9. Verificar o **impacto emocional** que o paciente causa no entrevistador, os sentimentos que a entrevista produz (pena, medo, curiosidade, chateação, confusão, dúvidas, tédio, irritação, etc.).
10. **Utilizar linguagem e vocabulário compatíveis** com o universo cultural do paciente e de seu grupo social, de acordo com seus valores morais e religiosos e considerando também seu nível intelectual.
11. **Usar perguntas abertas** para os pacientes **organizados**. Para pacientes com déficit intelectual, quadros demenciais ou muito **desestruturados** (por *delirium* ou por uma psicose, por exemplo), empregar **perguntas estruturadas**.

Fonte: Elaborado com base em Dalgalarrondo.[1]

recusa defensivamente a admitir que tenha um problema mental, comportamental, emocional ou psicológico e que esteja sofrendo.

É importante ressaltar que o entrevistador deve se interessar tanto pelos sintomas objetivos como pela experiência subjetiva do paciente em relação àqueles sintomas; pela cronologia dos fenômenos e pelos dados pessoais e familiares. Além disso, deve permanecer atento às reações do paciente ao fazer os seus relatos. O avaliador realiza, assim, boa parte do exame do estado mental atual durante a anamnese.

DADOS FORNECIDOS POR UM INFORMANTE

Muitas vezes, para uma avaliação adequada, faz-se necessária a informação de familiares, amigos e conhecidos do paciente. Os dados fornecidos pelos informantes também são atravessados pela sua subjetividade e o entrevistador deve levar isso em conta. A mãe, o pai ou o cônjuge do paciente, por exemplo, têm a sua visão do caso, e não "a visão" (correta e absoluta) dele. Entretanto, quase sempre as informações fornecidas pelos acompanhantes são imprescindíveis, podendo revelar dados confiáveis e significativos.

Cabe a quem está avaliando decidir quem é o informante mais confiável, de quem poderão vir as informações mais seguras e úteis para a história e para o trabalho clínico. Nessa linha, é preciso muitas vezes decidir qual das versões sobre a história do paciente é a mais correta, a mais afiançada. Para isso, verifica-se a coerência da história, a plausibilidade do relato e a forma como os dados são relatados. Essa decisão é fundamental, mas nem sempre é tarefa simples.

Em geral, pacientes com quadro demencial, déficit cognitivo, em estado psicótico e em mutismo não conseguem informar dados relevantes sobre sua história, sendo, nesses casos, fundamental a contribuição do acompanhante/informante.

SOBRE A CONFIABILIDADE DOS DADOS: SIMULAÇÃO E DISSIMULAÇÃO

O profissional com alguma experiência clínica em psicopatologia aprende prontamente que os dados obtidos em uma entrevista podem estar subestimados ou superestimados. Não é raro o paciente esconder deliberadamente um sintoma que vem apresentando de forma marcante ou relatar um sintoma ou vivência que de fato não apresenta. O entrevistador deve exercer toda a sua habilidade para buscar diferenciar as informações confiáveis e consistentes das falsas.

Denomina-se dissimulação o ato de esconder ou negar voluntariamente a presença de sinais e sintomas. Por exemplo, ao ser questionado sobre se tem algum temor, se tem cismas ou acredita que alguém quer prejudicá-lo, o paciente, mesmo tendo ideias de perseguição, delírio ou alucinação, nega terminantemente experimentar tais vivências. Em geral, tal negativa ocorre por medo de ser internado, de receber a prescrição de medicamentos ou de ser "rotulado como louco". O paciente foge do estigma da doença mental, e pode negar alucinações auditivas, mas cochichar com um ser imaginário que está ao seu lado, ou seja, apesar de dissimular as alucinações para o entrevistador, revela indícios de sua presença por meio de comportamentos que é incapaz de dissimular.

Já a simulação é a tentativa de apresentar, como o faria um ator, voluntariamente, um sintoma, sinal ou vivência que, de fato, não existe. Como exemplos, o paciente diz ter fortes dores nas costas, ou ouvir vozes, ou estar profundamente deprimido. Geralmente, o paciente que simula sintomas está buscando obter algum ganho com isso: dispensa do trabalho, aposentadoria, internação para não ser encontrado por traficantes de drogas, etc. Deve-se ressaltar que a simulação é, por definição, um ato voluntário e consciente, não se incluindo aqui sintomas do tipo conversivos (como paralisias conversivas), sintomas que não têm base orgânica conhecida, mas são reais, tendo suas raízes em processos inconscientes, e tampouco as somatizações, sintomas físicos que o paciente apresenta sem desejar ou controlar, sofrendo com eles.

EXAME DO ESTADO MENTAL ATUAL (EXAME PSÍQUICO)

Ao longo da avaliação, o entrevistador tem uma impressão do aspecto global da pessoa, de seu comportamento visível, de tudo o que ela comunica com as palavras e com os comportamentos não verbais.

No entanto, para realizar e registrar o exame do estado mental de maneira clara, objetiva e compreensível, é preciso ter em mente um esquema de ordenação das possíveis alterações nele encontradas. No ensino teórico-prático de semiologia psiquiátrica integrada à semiologia geral, na FCM-Unicamp, é apresentado aos estudantes um esquema que agrupa as clássicas funções psíquicas em três grandes domínios da psicopatologia, assim denominados: **cognição básica**, **regulação afetiva basal** e **relação com a realidade** (ver **Fig. 2.1**).

A seguir, descreve-se a semiotécnica (procedimentos de avaliação e captação dos sintomas), de acordo com as principais funções psíquicas, agrupadas nos referidos três grandes domínios.

Domínio 1: Cognição básica	Domínio 2: Regulação afetiva basal	Domínio 3: Relação com a realidade
• Consciência • Orientação • Atenção • Memória • Pensamento • Linguagem • Inteligência	• Afetividade • Vontade • Psicomotricidade	• Sensopercepção • Juízo de realidade • *Self* • *Insight*

Figura 2.1

Os três grandes domínios psicopatológicos e suas principais funções psíquicas.

▶ DOMÍNIO DA COGNIÇÃO BÁSICA (CONSCIÊNCIA, ORIENTAÇÃO, ATENÇÃO, MEMÓRIA, PENSAMENTO, LINGUAGEM, INTELIGÊNCIA)

CONSCIÊNCIA OU NÍVEL DE CONSCIÊNCIA

O que é

É a função ou capacidade psíquica básica que permite ao ser humano apreender o mundo e a si mesmo de forma nítida. Estar acordado, desperto, com o nível de vigilância normal, é estar plenamente consciente. O chamado nível de consciência se refere ao grau da vigília, a estar desperto e alerta para perceber, captar e viver suas experiências psíquicas de forma lúcida.

Estados normais e patológicos

O estado normal é descrito como vígil ou desperto.

Alterações quantitativas da consciência são os níveis de rebaixamento da consciência – em ordem crescente, obnubilação, torpor, sopor e coma (abolição total da consciência). Os rebaixamentos do nível de consciência são as formas mais comuns de alteração da consciência. Pacientes aparentemente despertos, mas perplexos e com dificuldade de apreensão do ambiente podem estar apresentando um quadro de *delirium* (confusão mental aguda), com rebaixamento do nível de consciência. O estado dissociativo (anteriormente dito "histérico") é uma alteração qualitativa da consciência, em que o indivíduo está desligado de sua consciência normal e se comporta (geralmente de forma desordenada e estereotipada) como se estivesse em uma outra "frequência".

ORIENTAÇÃO

O que é

É a capacidade de se localizar no espaço, no tempo, e quanto a si próprio.

Estados normais e patológicos

A **orientação alopsíquica** diz respeito a estar orientado quanto ao espaço externo (onde a pessoa está) e quanto ao tempo (em que momento ela está, hora, dia da semana, do mês, mês do ano, ano). A **orientação autopsíquica** é a orientação quanto a si mesmo, quem sou eu, qual é o meu nome, sou filho de quem, sou irmão de quem, etc.

A forma de desorientação mais frequente é a **desorientação alopsíquica** (no tempo-espaço ou apenas no tempo). Ela é frequentemente encontrada no *delirium*, em quadros de apatia intensa (depressões graves), nas demências e em quadros de desorganização mental grave (desagregação psicótica, mania).

ATENÇÃO

O que é

Pode ser definida como a direção da consciência, o estado de concentração da atividade mental sobre determinado objeto.

Estados normais e patológicos

A **normoprosexia** é o funcionamento normal da atenção, quando o indivíduo consegue dirigir e manter adequadamente a atenção sobre os focos que deseja.

A **hipoprosexia** é a diminuição global da atenção e da concentração. A capacidade de concentração e manutenção da atenção sobre determinado objeto é denominada **tenacidade**, e a capacidade de mudar de forma flexível de objeto para objeto pode ser denominada de **atenção vígil** ou **vigilância**. A **hipotenacidade** da atenção revela-se na **distraibilidade**, que se expressa pela diminuição da capacidade de fixar a atenção, de manter o foco (a distraibilidade é típica e acentuada na síndrome maníaca, por exemplo). Nas crianças, adolescentes e adultos com transtorno do déficit de atenção e hiperatividade (TDAH) há também considerável dificuldade de manter a atenção sustentada em determinados focos.

MEMÓRIA

O que é

É a capacidade de codificar, registrar, armazenar, manter e evocar experiências, impressões, percepções, pensamentos e eventos que ocorrem em nossas vidas, em curto e em longo prazo. A capacidade de aprender, assim como o senso de identidade pessoal e social, dependem intimamente da memória.

Estados normais e patológicos

Pode-se dividir temporalmente a memória, a partir do evento ocorrido a ser memorizado, em **memória imediata** (de poucos segundos até 1 a 3 minutos), **memória recente** (de poucos minutos até 3 a 6 horas, mantendo-se por dias) e **memória remota** (de meses até muitos anos). As memórias imediatas e recentes são as mais afetadas nas psicopatologias. Também se pode classificar em **memória de fixação** (que implica percepção, registro e fixação, mais relacionada às memórias imediatas e recentes) e **memória de evocação** (evocar um evento já bem assentado na memória, mais relacionada à memória remota).

As perdas de memória são chamadas **amnésias**. Uma perda comum diz respeito à memória imediata, em particular da **memória de trabalho**, que é o tipo de memória em que mantemos informações ativadas *on-line*, geralmente para a realização de tarefas (guardar uma senha ouvida no momento para usá-la imediatamente, ou guardar a orientação de um trajeto para realizar um caminho novo).

A chamada **memória de fixação** depende muito da memória recente e está frequentemente prejudicada nas demências. As chamadas **amnésias orgânicas** (menos seletivas psicologicamente e que têm mais prejudicados os mecanismos de fixação do que os de evocação) são mais frequentes do que as **amnésias psicogênicas** (mais seletivas psicologicamente e com mais conteúdos autobiográficos prejudicados).

Os pacientes com síndromes demenciais apresentam dificuldades de memória (sobretudo recente, de fixação), que vão se acentuando com o avançar da demência.

PENSAMENTO

O que é

É a capacidade de formar representações e conceitos na mente (p. ex., conceito de animal, de razão, de liberdade), de articulá-los em juízos ("o ser humano é um animal racional", "a liberdade é essencial") e de desenvolver tais juízos em raciocínios ("porque somos racionais, podemos ser livres").

Estados normais e patológicos

O pensamento tem um **curso** (velocidade e modo de fluir), uma **forma** (estrutura do pensamento – p. ex., organizado ou desorganizado, sintético ou prolixo) e um **conteúdo** (temas principais: amor, segurança, religião, política, etc.).

Ele pode estar **lentificado** (síndromes depressivas, *delirium*, demências) ou **acelerado** (síndromes maníacas, síndromes psicóticas). Também pode ocorrer um pensamento **desorganizado**, **incoerente** ou de difícil compreensão (com afrouxamento de associações, descarrilhamento de sua linha de desenvolvimento) até uma **desagregação**, de todo o pensamento (em psicoses graves, em demências avançadas ou quadros de *delirium*).

LINGUAGEM VERBAL

O que é

É um sistema de signos linguísticos (as palavras) que têm importância fundamental como suporte do pensamento e meio de comunicação entre as pessoas, assim como expressão das emoções e de estados subjetivos.

Estados normais e patológicos

A linguagem verbal se verifica na fala expressiva, na compreensão da fala dos outros, na escrita e na leitura. A fala tem os elementos fonético (som), semântico (significado das palavras), sintático (articulação entre as palavras) e pragmático (uso concreto da linguagem em situações dadas). As alterações da linguagem podem ser de origem **orgânica** (relacionadas a lesões cerebrais) ou **psicopatológica** (relacionadas a transtornos mentais).

As alterações orgânicas ocorrem por lesões em áreas cerebrais relacionadas aos circuitos da linguagem, geralmente tendo por base lesões vasculares ou tumorais. São as **afasias**, que se verificam pela perda da produção ou da compreensão da fala, ou de ambas (produção e compreensão).

As alterações psicopatológicas da linguagem mais importantes são a **bradifasia** (lentificação da fala, geralmente nas síndromes depressivas ou demenciais), a **alogia** (empobrecimento da fala, nas síndromes psicóticas de longa duração), a **loquacidade** (aumento do fluxo sem incoerência, nas síndromes maníacas), a **logorreia** (aumento do fluxo com incoerência, nas síndromes maníacas graves), o **mutismo** (interrupção da fala, nos quadros de estupor ou catatonia associados a síndromes depressivas ou síndromes psicóticas) e as **ecolalias** (repetição das últimas sílabas ou palavras do entrevistador, observada nas síndromes psicóticas, demências e autismo).

INTELIGÊNCIA

O que é

É um construto psicológico que visa expressar a totalidade das habilidades cognitivas do indivíduo, a resultante final dos diferentes processos da cognição.

Estados normais e patológicos

A inteligência se refere à capacidade de identificar e resolver de forma eficaz problemas novos e, com o menor esforço necessário, obter o máximo de ganhos ou rendimentos funcionais. Ela implica diversas habilidades, como capacidades linguísticas (conhecimento e uso de vocabulário e construção de frases e narrativas complexas), habilidades visuoespaciais e visuoconstrutivas (resolver problemas espaciais – p. ex., sair de labirintos, construir objetos com cubos, etc.), capacidade lógica, inteligência aritmética, capacidade de planejamento e execução, capacidade de abstração e de lidar com conceitos abstratos, identificar e lidar com categorias e inteligência criativa (desenvolver soluções novas e originais).

No exame psíquico, interessa em particular identificar se a inteligência do paciente é normal ou deficitária. Em geral, os indivíduos com **deficiência intelectual leve** podem, com certa dificuldade, estudar até a 6ª ou 7ª série, mas não mais. Podem ser relativamente independentes, mas têm problemas com leitura e escrita e dificuldades com conceitos abstratos e resolução de problemas novos complexos. Necessitam supervisão para dificuldades mais complexas em suas vidas.

Indivíduos com **deficiência intelectual moderada** conseguem estudar apenas até a 2ª série e são alfabetizados de forma apenas rudimentar (copiar e ler o nome, identificar letras). Conseguem realizar no máximo tarefas práticas simples e estruturadas; têm muita dificuldade com abstração e o vocabulário é simples e relativamente restrito, tendo dificuldades em resolver problemas novos. Indivíduos com **deficiência intelectual grave e profunda** têm importantes limitações de linguagem (às vezes, não adquirem linguagem), incapacidade quase total de resolver problemas novos e necessitam de supervisão constante para atividades de vida diária.

Apresentar um bom e rico vocabulário e construir narrativas (com uso de palavras específicas e frases elaboradas), empregar as palavras de forma adequada, assim como ter capacidade de resolver problemas novos complexos, quase sempre exclui deficiência intelectual ou mesmo inteligência limítrofe.

▶ DOMÍNIO DA REGULAÇÃO AFETIVA BASAL (AFETIVIDADE, VONTADE E PSICOMOTRICIDADE)

AFETIVIDADE

O que é

É um construto psicológico que inclui o estado de humor, as emoções e os sentimentos. É a dimensão da experiência psíquica que dá cor, brilho e calor a todas as dimensões da vida pessoal e social. A afetividade, que é quente, viva, tocante, contrapõe-se tradicionalmente à razão (pensamento racional, inteligência), que é fria, ponderada e distanciada.

Estados normais e patológicos

O **estado de humor** (ou simplesmente **humor**) é definido como o estado basal da vida afetiva de uma pessoa, em determinado momento de sua existência; pode-se dizer que é o **tônus afetivo basal**, a disponibilidade afetiva de fundo na qual o indivíduo está vivendo (p. ex., humor triste durante toda uma tarde, humor ansioso nos dias anteriores às provas).

As **emoções** são estados afetivos momentâneos, geralmente pronunciados e desencadeados por estímulos significativos (p. ex., emoção de medo após ver uma cobra ou uma arma, emoção de raiva após ser ofendido). As emoções muito intensas e abruptas, desproporcionais aos estímulos do ambiente ou internos (um pensamento, uma lembrança), revelam uma desregulação afetiva pronunciada, sendo frequentes em síndromes maníacas, em síndromes psicóticas de longa duração e, eventualmente, em síndromes de disrupção cognitiva, como *delirium* e no início de demências.

Os **sentimentos** são experiências afetivas geralmente estáveis e duradouras, menos reativas a estímulos passageiros, associados a valores, representações e conteúdos intelectuais (p. ex., sentimento de amor e respeito por minha mãe, sentimento de admiração por um amigo). Para o conhecimento da vida mental subjetiva de uma pessoa, é muito útil conhecer os sentimentos mais importantes que ela traz consigo, por quem e como eles são vivenciados.

No exame do estado mental, devem-se descrever o humor e o tônus afetivo atual do indivíduo (depressivo, eufórico, irritado, exaltado, ansioso, apático, etc.). Também é importante captar e descrever as emoções preponderantes que o indivíduo apresenta, sobretudo nos últimos dias, e os sentimentos mais significativos em sua experiência pessoal.

Na descrição do humor, observa-se que predominam, nas síndromes depressivas, o humor triste ou apático, embora o humor irritado também possa ocorrer. Nas **síndromes maníacas**, o humor tende a ser alegre, eufórico, mas também é comum se mesclar com humor irritado, sobretudo quando o indivíduo é contrariado em seus desejos e impulsos exacerbados. Nas **síndromes ansiosas**, verifica-se humor ansioso na maior parte do tempo e, eventualmente, humor irritado.

A **labilidade afetiva** (oscilação abrupta, rápida e inesperada de um estado afetivo a outro) pode estar presente em síndromes maníacas, síndromes psicóticas agudas e *delirium*. A **perplexidade afetiva**, ou seja, um estado de estranhamento do mundo, de alheamento levemente ansioso, ocorre com relativa frequência em síndromes psicóticas agudas.

O entrevistador deve atentar para a presença de **fobias simples** (medo intenso e muito desproporcional de pequenos animais, objetos cortantes, etc.), de **fobias sociais** (falar em público, falar com pessoas importantes, ir a festas, etc.) ou de **agorafobia** (fobia de aglomerações, como supermercados, estádios, congestionamentos). Verificar também se o paciente já teve **crises paroxísticas de ansiedade (crises de pânico)** com ataques de ansiedade aguda, intensa, com descarga autonômica (taquicardia, desconforto respiratório, sudorese fria), sensação de morte ou de perder o controle.

VONTADE E PSICOMOTRICIDADE

O que são

A vontade é uma dimensão complexa da vida psíquica, relacionada com impulsos, desejos, afetividade, valores e intelecto. A psicomotricidade, o modo como a pessoa se comporta do ponto de vista motor (suas posturas, movimentos, marcha, gestos, atitudes), é a expressão final da vontade.

Estados normais e patológicos

Além de desejar, a vontade implica avaliar, julgar e decidir sobre uma ação ou decisão. Expressões como "eu quero isso", "tenho repulsa àquilo", "vou esperar por isso" revelam vontade ou processo volitivo em ação. O processo volitivo tem quatro fases:

1. Fase de intenção ou propósito – quando surgem tendências, inclinações e interesses, impulsos, desejos e temores;
2. Fase de deliberação – quando há ponderação consciente, análise dos efeitos e consequências de determinada ação;
3. Fase de decisão propriamente dita – momento culminante do processo volitivo, quando se dá o começo da ação;
4. Fase de execução, etapa final – quando o indivíduo age em função da resultante final do jogo de seus impulsos, desejos, avaliações e temores.

Os atos volitivos podem ser normais (com as quatro fases do processo volitivo) ou ser **atos impulsivos**, que representam um "curto-circuito" dos atos volitivos (do impulso ou desejo à execução, sem deliberação e decisão anteriores à execução). Nos **atos compulsivos**, o indivíduo sente-se compelido a realizar o ato.

A **hipobulia** ou **abulia** é a diminuição ou abolição da vontade, nos casos em que o indivíduo "não tem vontade de nada", sente-se sem forças, sem energia, desanimado. A hipobulia e a abulia se associam com frequência à tristeza ou à apatia, à fadiga fácil e à dificuldade de tomar decisões. Tais sintomas são frequentes nas síndromes depressivas, nas síndromes demenciais e em alguns casos de síndromes psicóticas de longa duração.

O **negativismo** é a recusa automática em interagir ou colaborar com o interlocutor (presente em síndromes psicóticas).

A **heteroagressividade** impulsiva é uma alteração da vontade, sobretudo quando é desproporcional aos estímulos ambientais. A **autoagressividade**, principalmente os comportamentos suicidas (pensamentos, planos e tentativas de suicídio) é também um aspecto da vontade muito importante de ser avaliado. As **automutilações** (p. ex., *cutting*) e demais comportamentos autodestrutivos são também alterações da vontade. As alterações mais comuns da **psicomotricidade** são a **lentificação psicomotora** (indivíduo fala, se move, gesticula de forma lenta) ou **aceleração psicomotora** (indivíduo se movimenta muito, gesticula, fala muito e em voz alta). **Estereotipias motoras** são movimentos repetitivos, bizarros, que o paciente realiza sem controle ou planejamento.

▶ DOMÍNIO DA RELAÇÃO COM A REALIDADE (SENSOPERCEPÇÃO, JUÍZO DE REALIDADE, *SELF*, *INSIGHT*)

SENSOPERCEPÇÃO

O que é

A capacidade de captar sensorialmente e perceber conscientemente todas as informações dos ambientes externo e interno.

Estados normais e patológicos

Nossos órgãos dos sentidos captam os objetos externos através da visão, audição, tato, olfato e paladar. As alterações da sensopercepção mais importantes se referem a percepções auditivas (ruídos, vozes, etc.) e visuais (figuras humanas, animais, objetos, etc.).

As **imagens perceptivas** normais são claras, nítidas, estáveis (enquanto são percebidas) e localizadas principalmente no ambiente externo. Elas diferem das chamadas **imagens representativas** (representações), que são a lembrança de imagens perceptivas que tivemos, por isso são menos nítidas, menos estáveis e as localizamos (ou as percebemos) no espaço interno, ou seja, sentimos que está em nossa mente, e não no espaço externo.

A **ilusão** é a percepção (geralmente visual ou auditiva) deformada de um objeto real. Chama-se **alucinação** a percepção (geralmente auditiva ou visual) de algo sem a presença de objeto estimulante, ou seja, a alucinação ocorre quando algo é percebido como real e vindo de fora do corpo, de forma nítida, mas nada, na verdade, provoca tal percepção. A **pseudoalucinação** é também a percepção sem objeto estimulante, entretanto o objeto é percebido como vindo da mente (espaço subjetivo interno) e não há nitidez sensorial.

As **ilusões e alucinações visuais** ocorrem mais frequentemente em quadros ditos secundários ou de base orgânica, como no *delirium*, nas intoxicações e na doença de Parkinson, enquanto as **alucinações auditivas**, principalmente as chamadas "vozes" (**alucinações audioverbais**), estão mais associadas às síndromes psicóticas transitórias e de longa duração.

JUÍZO DE REALIDADE

O que é

Formar juízos é articular conceitos, ideias, interpretando e julgando sobre fatos e experiências. Por meio dos juízos, as pessoas afirmam sua relação com o mundo, discernem a verdade do erro e asseguram-se da existência ou não de pessoas, fatos e relações causais.

Estados normais e patológicos

Quando o paciente relata algo falso, um evento que não ocorreu (ou ocorreu de forma diferente) ou estabelece uma relação causal impossível ou muito improvável, deve-se questionar se tal erro no ajuizar é de natureza normal (erro por ignorância, por preconceito ou por forte componente afetivo) ou algo patológico, um **delírio**.

O delírio é um juízo falso causado por transtorno mental, por exemplo, "os alienígenas planejam me prender, torturar e matar", "o demônio colocou um chip no meu cérebro", "meus pais estão me tornando infértil com venenos ocultos". O indivíduo que tem ideias delirantes sustenta tais juízos com forte convicção, e não muda seus juízos pelas provas de realidade claramente contrárias.

O delírio deve ser diferenciado de **crenças culturais falsas** (religiosas, políticas, pseudocientíficas, de complôs, etc.), pois tais crenças são formadas e compartilhadas por grupos culturais (religiosos, políticos ou de outra natureza). O delírio também deve ser diferenciado das **ideias obsessivas** (p. ex., "vem à minha mente que a Virgem Maria é uma prostituta"), pois elas são reconhecidas pelo paciente como absurdas e lhes vêm à mente contra a sua vontade. É importante verificar a pressão que o delírio exerce sobre o indivíduo para que ele aja em sua função (como matar alguém para se defender), qual o seu impacto afetivo sobre o indivíduo e a extensão da influência do delírio na vida dele.

SELF

O que é

É um construto psicológico complexo, do qual existem conceitos diversos, conforme o referencial teórico. Em termos gerais, o *self* de uma pessoa seria a soma total de tudo aquilo que diz respeito ao seu sentido íntimo, às suas experiências de si mesma.

Estados normais e patológicos

Dentre as várias acepções de *self*, destacamos o **self mínimo** (*core self*, que também poderia ser traduzido como *self* básico ou nuclear), que é o fato de o indivíduo normalmente reconhecer-se como uma unidade corporificada, como um agente dotado de intenção e que está no centro de seus próprios pensamentos e ações. As chamadas **experiências anômalas do** *self* ocorrem principalmente nas psicoses, em especial na esquizofrenia, em que pode haver alteração da **agência** do *self*, quando a pessoa sente que seus pensamentos, impulsos ou sentimentos não são seus ou que não se originam de si. No **transitivismo**, há perda das fronteiras do *self*, com indiscriminação em relação a pessoas, animais ou objetos, e o paciente se confunde radicalmente com outra pessoa (sente que é a outra pessoa), ou se sente profundamente invadido (outra pessoa ou um objeto passa ao seu interior). Nos casos mais graves, o indivíduo tem a experiência de aniquilamento total, de desaparecimento do *self*. Podem ainda haver vivências de mudanças no corpo todo ou em partes dele (que aumentam ou diminuem, ficam mais finas ou grossas etc.).

INSIGHT

O que é

O termo é usado em diversos sentidos e tem várias dimensões. Ter *insight* pode designar que alguém tem consciência de que tem um problema (em sua vida, na sua profissão, em suas relações sociais). Pode significar também a consciência de que tem um transtorno mental, algo diferente do normal, com alteração em sua saúde. Finalmente, pode-se dizer que uma pessoa tem ou não *insight* em relação à necessidade de realizar os tratamentos propostos (p. ex., de tomar medicação, de ser internado ou de realizar psicoterapia).

Estados normais e patológicos

Com certa frequência, pessoas que apresentam sintomas mentais graves que comprometem profundamente suas vidas não os reconhecem como tal, não têm *insight* de seus problemas, de seus transtornos mentais. Há vários níveis e distintas dimensões de *insight*, pois ele não é um fenômeno do tipo "tudo ou nada".[13]

A **falta de *insight*** é um elemento importante na maioria dos pacientes com psicoses, nos pacientes com síndromes maníacas, nas síndromes demenciais e no autismo. Pessoas que não têm *insight* de ter um transtorno mental podem ocasionalmente reconhecer a presença de sintomas ou comportamentos não habituais, mas os atribuem a várias causas ou fatores (nervosismo, influências espirituais e religiosas, dificuldades comuns a todas as pessoas, etc.) muitas vezes externos ao indivíduo. É também comum pacientes que negam a necessidade de tratamento, de acompanhamento médico ou psicológico. Por exemplo, nas síndromes psicóticas agudas e nas síndromes maníacas, quando há necessidade de internação, alguns pacientes não as admitem, mesmo apresentando comportamentos francamente disfuncionais, de risco ou destrutivos.

PERFIL BIOGRÁFICO E SINGULARIDADE DA PESSOA

A anamnese bem feita não serve apenas para a formulação diagnóstica, que é um aspecto importante, mas está longe de ser o objetivo exclusivo da avaliação em saúde mental, pois o diagnóstico deve ser considerado um ponto de partida e não de chegada, o que encerraria a compreensão do paciente. Tal ponto de partida deve ser enriquecido, confrontado e contrastado com o conjunto de aspectos singulares do paciente.

Durante a anamnese, informações relevantes provavelmente já terão sido obtidas sobre a biografia do paciente, que serão complementadas conforme as circunstâncias, nesse item da entrevista. Trata-se aqui de saber **quem é a pessoa** singular que está diante de nós, sua história de vida, sua subjetividade, sua forma de cognição e de apreensão da realidade, seus talentos e dificuldades pessoais. Deve-se atentar para os variados aspectos da vida e da experiência do indivíduo, sua afetividade, seu modo de se exprimir emocionalmente, como ele tende a se comportar, como é o estilo de seus relacionamentos interpessoais.

Assim, tal avaliação da pessoa implica tentar captar e descrever como é a sua **personalidade**, ainda que de forma preliminar e provisória (uma vez que avaliações acuradas de personalidade não podem ser feitas rapidamente). Uma definição prática de personalidade afirma ser ela o modo global e característico como uma pessoa sente, pensa, reage, se comporta e se relaciona com as outras pessoas.[14] Isso se refere àqueles aspectos duradouros, relativamente constantes no ciclo vital do indivíduo.

Quando um profissional avalia uma pessoa, precisa estar atento a seus próprios elementos valorativos, com implicações moralizantes. Muitas vezes, surgem na relação com os pacientes julgamentos morais, que definem se o indivíduo é uma boa ou má pessoa. No entanto, a abordagem clínica almeja a neutralidade valorativa em relação a posições morais, éticas e políticas. Porém, vale ressaltar que nenhum ato ou pensamento humano pode ser totalmente neutro em relação a valores e, dessa maneira, o ideal de neutralidade deve ser sempre buscado, ao mesmo tempo que se procuram detectar situações em que conflitos de valores possam interferir negativamente na relação médico-paciente.

Por fim, um ponto importante a considerar é a influência de aspectos singulares do paciente sobre a apresentação e a expressão dos sintomas psicopatológicos (p. ex., em delírios e alucinações e seus conteúdos; em pensamentos, afetos e comportamentos deles decorrentes). O perfil de personalidade do indivíduo, sua história de vida e sua cultura influenciam muito nos contornos de todos os sintomas psicopatológicos, sobretudo em como os sintomas são vivenciados e expressados: é a chamada **patoplastia** dos sintomas.[14]

Algumas perguntas para explorar os dados biográficos e os aspectos singulares do paciente estão no **Quadro 2.6**.

REGISTRANDO A ENTREVISTA

O relato escrito da entrevista deve fornecer uma compreensão suficientemente ampla da síndrome psicopatológica e da pessoa do paciente para o entrevistador e para outros profissionais que venham a ler tal registro. O relato deve conter,

Quadro 2.6

Perguntas sobre a biografia e os aspectos singulares da pessoa

1.	"Conte-me como foi sua infância e adolescência. Fale-me sobre a sua relação com seus pais e irmãos, sobre sua relação com professores e colegas de escola e de trabalho."
2.	"Fale-me sobre seu modo de ser, tente descrever a si mesmo, como você tem sido ao longo de sua vida. Quais são suas principais habilidades pessoais e quais são suas dificuldades e limitações?"
3.	"Que eventos importantes aconteceram em sua vida?"
4.	"Você teve e tem amigos? Como têm sido essas amizades e seus relacionamentos, ao longo de sua vida? E relacionamentos amorosos, descreva como são."
5.	"Quais os principais aspectos que você mais gosta ou menos gosta em si?"

Fonte: Elaborado com base em Dalgalarrondo.[1]

de preferência, as próprias palavras que o paciente e os informantes usaram ao descrever os sintomas mais relevantes. O uso de termos técnicos deve ser sóbrio e proporcional ao grau de conhecimento que se obteve do caso. A caligrafia deve ser legível, e o estilo, claro, preciso, com frases e parágrafos curtos e diretos.

A **anamnese** e o **perfil biográfico** devem ser redigidos em linguagem simples, precisa e compreensível. O relato deve ser pormenorizado, mas não excessivamente prolixo, detalhado naquilo que é essencial ao caso e conciso naquilo que é secundário. Além disso, deve-se evitar a interpretação precoce, seja ela psicológica, sociológica ou biológica. A interpretação precoce dos dados obtidos, que tenta ver logo um sentido em tudo e estabelecer precipitadamente relações causais entre eventos e sintomas, pode impedir que o estudante ou o profissional enxerguem realmente o paciente que está à sua frente.

O **exame psíquico** pode ser registrado usando um roteiro estruturado (sugere-se o esquema aqui apresentado), destacando-se os domínios psicopatológicos e as funções psíquicas alteradas, mas sem deixar de mencionar o que se encontra sem alterações no momento do exame. Aqui, também, o uso de termos técnicos deve ser cuidadoso, sendo preferível apenas descrever os aspectos do estado mental observados a rotulá-los com termos médicos usados de forma equivocada.

É preciso lembrar que, mesmo que sejam descritos estados mentais e comportamentais desorganizados e caóticos, o registro da entrevista deve ser organizado e coerente. O paciente tem o direito de ser confuso, contraditório, ilógico; já o relato do caso, não o tem.

É importante destacar que o relato escrito de uma entrevista tem, além de valor clínico, importante valor legal. É um documento que, sendo bem redigido, poderá ser decisivo em questões legais futuras, nem sempre evidentes no momento em que a avaliação está sendo feita.

CONSIDERAÇÕES FINAIS

Para aprofundamento dos temas aqui tratados sinteticamente, recomenda-se a leitura do livro *Psicopatologia e semiologia dos transtornos mentais*.[1]

Ressalta-se que a obtenção de informações acuradas na entrevista e a realização de um bom exame psíquico são as bases para a execução do passo seguinte, a formulação de hipóteses diagnósticas. Nesse sentido, no Capítulo 3 desta obra, "Raciocínio sindrômico em psiquiatria", de Clarissa de Rosalmeida Dantas e Cláudio E. M. Banzato, são apresentadas e discutidas com detalhes as mais importantes síndromes psiquiátricas gerais e as correspondentes síndromes clínicas, a saber, a **síndrome da disrupção cognitiva** (síndrome confusional aguda ou *delirium* e síndrome demencial), a **síndrome da desregulação afetiva** (síndrome depressiva, síndrome maníaca e síndrome ansiosa) e a **síndrome psicótica** (síndrome psicótica transitória e síndrome psicótica de longa duração).

REFERÊNCIAS

1. Dalgalarrondo P. Psicopatologia e semiologia dos transtornos mentais. 3. ed. Porto Alegre: Artmed; 2019.
2. Canguilhem G. O normal e o patológico. Rio de Janeiro: Forense Universitária; 1978.
3. Duyckaerts F. A noção de normal em psicologia clínica. São Paulo: Herder; 1966.
4. Steel Z, Marnane C, Iranpour C, Chey T, Jackson JW, Patel V, et al. The global prevalence of common mental disorders: a systematic review and meta-analysis 1980-2013. Int J Epidemiol. 2014;43(2):476-93.
5. Andrade LH, Wang YP, Andreoni S, Silveira CM, Alexandrino-Silva C, Siu ER, et al. Mental disorders in megacities: findings from the São Paulo megacity mental health survey, Brazil. PLoS One. 2012;7(2):e31879.
6. Ribeiro WS, Mari JJ, Quintana MI, Dewey ME, Evans-Lacko S, Vilete LMP, et al. The impact of epidemic violence on the prevalence of psychiatric disorders in Sao Paulo and Rio de Janeiro, Brazil. PLoS One. 2013;8(5):e63545.

7. Gonçalves DA, Mari JJ, Bower P, Gask L, Dowrick C, Tófoli LF, et al. Brazilian multicentre study of common mental disorders in primary care: rates and related social and demographic factors. Cad Saúde Pública. 2014;30(3):623-32.
8. Organização Mundial de Saúde. Integração da saúde mental nos cuidados de saúde primários: uma perspectiva global. Lisboa: OMS; 2009.
9. Thornicroft G. Physical health disparities and mental illness: the scandal of premature mortality. Br J Psychiatry. 2011;199(6):441-2.
10. Thornicroft G. Shunned: discrimination against people with mental illness. New York: Oxford University; 2006.
11. Hossain MM, Tasnim S, Sultana A, Faizah F, Mazumder H, Zou L, et al. Epidemiology of mental health problems in COVID-19: a review. F1000Res. 2020;9:636.
12. Barros MBA, Lima MG, Malta DC, Szwarcwald CL, Azevedo RCS, Romero D, et al. Relato de tristeza/depressão, nervosismo/ansiedade e problemas de sono na população adulta brasileira durante a pandemia de COVID-19. Epidemiol Serv Saúde. 2020;29(4):1-12.
13. Dantas CR, Barros BR, Fernandes PT, Li LM, Banzato CEM. Insight controlled for cognition in deficit and nondeficit schizophrenia. Schizophr Res. 2011;128(1-3):124-6.
14. Widiger TA. Personality and psychopathology. World Psychiatry. 2011;10(2):103-6.

Raciocínio sindrômico em psiquiatria

Clarissa de Rosalmeida Dantas
Cláudio E. M. Banzato

Toda consulta médica inclui, de forma implícita ou explícita (e mais ou menos detalhada) uma avaliação do estado mental do paciente. Nenhuma avaliação médica está completa sem ela. Até mesmo porque a comunicação e a interação com o paciente, as queixas por ele referidas e as informações que o paciente fornece são fortemente influenciadas por sua condição mental no momento da consulta. Assim, o médico precisa estar atento ao aparecimento de certas manifestações subjetivas e comportamentais e ser capaz de investigar e estabelecer possíveis conexões entre elas. Isso significa que a habilidade de realizar o exame mínimo do estado mental e de desenvolver o raciocínio sindrômico básico em saúde mental é parte necessária da competência médica geral.

OS TRÊS GRANDES DOMÍNIOS PSICOPATOLÓGICOS

Visando tornar a semiologia psiquiátrica mais acessível aos estudantes de medicina para que eles possam incorporá-la ao contato cotidiano com pacientes nos variados contextos clínicos, introduzimos uma proposta inovadora, agrupando as variáveis psicopatológicas em três grandes domínios, que denominados como: cognição básica, regulação afetiva basal e relação com a realidade (ver Fig. 3.1). Tal agrupamento tem um propósito didático e não pretende em absoluto delimitar de forma rigorosa conjuntos compostos por variáveis psicopatológicas tradicionalmente reconhecidas, mas, sim, abrir caminho para a exploração gradativa delas. Correspondendo ao comprometimento prioritário de cada um dos três grandes domínios, concebe-se e batiza-se grandes síndromes mais gerais do que aquelas utilizadas na prática psiquiátrica (ver Fig. 3.2).

Figura 3.1

Domínio 1: **Cognição básica**
Síndrome da disrupção cognitiva

Domínio 2: **Regulação afetiva basal**
Síndrome da desregulação afetiva

Domínio 3: **Relação com a realidade**
Síndrome psicótica

Os três grandes domínios e as três grandes síndromes correspondentes.

Figura 3.2

Síndrome da disrupção cognitiva
Síndrome confusional aguda (*delirium*)
Síndrome demencial

Síndrome da desregulação afetiva
Síndrome depressiva
Síndrome maníaca
Síndrome ansiosa

Síndrome psicótica
Síndrome psicótica transitória
Síndrome psicótica de longa duração

As três grandes síndromes gerais e as principais síndromes clínicas.

Com isso, pretendemos tornar mais explícito (e mais fácil de assimilar) o raciocínio clínico por trás do diagnóstico, uma vez que a identificação de tais síndromes gerais representa um primeiro passo em direção ao reconhecimento de síndromes clínicas propriamente ditas. Nossa proposta visa fornecer constelações amplas que ajudem o aluno a se localizar durante a investigação clínica, sobretudo em seu início, quando algumas perguntas básicas devem ser respondidas pelo examinador. Por exemplo, o paciente aparenta estar no comando de seu discurso e ação e eu consigo entendê-lo minimamente ou seu pensamento e comportamento parecem incoerentes, desorganizados e fogem à minha compreensão? O paciente aparenta estar triste, alegre, irritado, indiferente, apático, ou apresenta uma mistura de alguns desses elementos, ou ainda alterna rapidamente seu estado de humor? Aquilo que o paciente diz e as razões convocadas por ele se apoiam no senso comum ou o paciente exibe referências muito próprias que parecem implausíveis, estranhas ou mesmo absurdas?

Os sintomas mentais e comportamentais são inespecíficos, e isso, em geral, representa uma dificuldade para o aluno iniciante. Dependendo de como os diversos elementos presentes são interpretados (e aqui o julgamento é clínico) e do peso relativo concedido a cada um deles, partindo das mesmas manifestações, pode-se pensar em diferentes conjuntos (síndromes). Há uma forte interdependência entre a parte e o todo: o elemento isolado que conta como indício de uma dada síndrome passa a ser interpretado como determinado sintoma ou sinal ao mesmo tempo em que a suposta síndrome da qual faria parte é aventada como hipótese relevante. É uma espécie de quebra-cabeça cujas peças não estão prontas e que exigem um recorte antes da montagem. Não se deve perder de vista que o diagnóstico psiquiátrico é essencialmente clínico. Os exames complementares podem ser úteis para o diagnóstico diferencial e para a investigação de comorbidades clínicas, mas não confirmam ou excluem o diagnóstico dos transtornos mentais. Assim, a semiologia desempenha um papel determinante na psiquiatria.

Para se tentar estabelecer um diagnóstico sindrômico, necessariamente se precisa combinar informações da história clínica e biográfica do paciente ao exame do seu estado mental atual. O próprio paciente é seu principal parâmetro de comparação: Como ele era antes e como está agora, ou como ficou depois de determinado evento? Quais eram suas principais características pessoais e relacionais? Como foram se estabelecendo as manifestações que motivam o contato com o médico, em que sequência se deram e ao longo de quanto tempo? De forma contínua ou episódica? No último caso, com ou sem remissão completa entre os episódios? Além disso, a **magnitude** e a **propor-**

cionalidade das alterações nos diferentes domínios nos ajudam a estabelecer qual deles está prioritariamente afetado. Em outras palavras, quando um domínio está profundamente alterado, o esperado é que isso repercuta nos demais. Assim, a principal estratégia de julgamento da importância relativa de cada domínio para o quadro atual apresentado pelo paciente é combinar a história das alterações, quais vieram antes e quais sucederam, com a saliência de cada alteração no momento do exame. Para exemplificar, um paciente deprimido, à medida que a depressão se agrava, pode apresentar uma "quebra" na relação com a realidade, acreditando que órgãos vitais de seu corpo deixaram de funcionar ou mesmo que já está morto. Dois domínios estão claramente alterados nesse caso, mas a história leva o profissional a conceder prioridade diagnóstica à alteração afetiva, sendo os sintomas psicóticos verdadeiros marcadores de gravidade.

▶ COGNIÇÃO BÁSICA

Nesse domínio, é com a "infraestrutura" da atividade mental que se está lidando, ou seja, a **condição mínima** para que os processos mentais ocorram normalmente: estar suficientemente alerta (acordado) e capaz de se situar, interagir e processar informações. As funções psíquicas prioritariamente envolvidas são: nível de consciência, atenção, orientação, memória e capacidade cognitiva. Quando tal condição mínima para atividade mental normal está comprometida e esse comprometimento representa um **declínio**, seja ele abrupto, estabelecendo-se em questão de horas ou dias, ou gradual, estabelecendo-se ao longo de meses ou anos, em relação ao padrão anterior de funcionamento se está diante de uma síndrome geral da **disrupção cognitiva**. Nessa grande síndrome, as alterações cognitivas podem ser pontuais, afetando uma função específica (como falha da memória), ou globais, abarcando todas aquelas funções das quais dependem a atividade mental (como um estado confusional agudo). Quanto mais abrangentes e significativas as alterações na cognição básica, maiores serão os efeitos sobre os outros domínios, já que a limitação em processar informações tende a produzir respostas afetivas e julgamentos inadequados para o contexto. Assim, as manifestações mentais e comportamentais decorrentes de alterações nesse domínio apontam para falhas em funções muito básicas que tipicamente ficam bem evidentes durante a interação com o paciente.

▶ REGULAÇÃO AFETIVA BASAL

Nesse domínio, lida-se com humor basal, sentimentos, emoções e expressividade emocional. A vida afetiva transcorre em um contexto de relações da pessoa consigo própria, com os outros e com o mundo, variando de um momento para o outro em função dos eventos e situações que vão se apresentando. Assim, a reatividade e a capacidade de regulação e expressão são dimensões essenciais da afetividade. Reagimos às nossas circunstâncias. Dependendo daquilo com que nos deparamos, faz parte do repertório natural de cada um vivenciar emoções ou sentimentos como tristeza, vergonha, tédio, contentamento, euforia, confiança, apreensão, expectativa, medo, etc. Quando essa modulação está comprometida e determinado estado afetivo basal se torna muito intenso, persistente e descolado das circunstâncias, tem-se uma síndrome geral da **desregulação afetiva**. A importância da esfera da afetividade para a vida mental é imensa, pois é aquela que confere a esta todo o seu "colorido". Praticamente todas as funções mentais sofrem influência do estado de humor basal e dos sentimentos e emoções experimentados pela pessoa. Nesse domínio, são diversos os aspectos que devem ser observados. É muito importante verificar como o paciente se sente no momento, se há sofrimento subjetivo e como ele é expresso. Em inúmeras condições psiquiátricas, o paciente não refere ou manifesta qualquer sofrimento ou mal-estar, simplesmente porque eles não estão presentes (p. ex., o paciente pode estar eufórico e apreciando estar assim). É preciso também avaliar como as respostas emocionais do paciente se coadunam com aquilo que ele acredita estar ocorrendo. Se uma pessoa está triste e desolada porque as "vozes" (que escuta o tempo todo, mesmo quando está sozinha) a xingam e depreciam, esse é um dado muito relevante. Aqui o problema crucial não está na resposta emocional em si, isto é, na tristeza vivenciada, acompanhada da sensação de menos valia, mas nas alucinações verbais que atormentam o paciente.

▶ RELAÇÃO COM A REALIDADE

A realidade em questão, quando se considera esse domínio, é a **realidade compartilhada**, aquela que aceitamos tacitamente na vida cotidiana e que fornece as coordenadas segundo as quais interagimos uns com os outros e com o mundo. Experiências fundamentais como as do espaço e do tempo, o **senso de agência do eu** (simplificadamente o reconhecimento imediato, espontâneo e natural de que, quando **eu** penso, p. ex., ou movo meu corpo, sou o **agente** desse pensamento ou desse movimento) ou, ainda, as vias pelas quais constituímos nossas crenças (que formas de chegar a um conhecimento ou afirmação a respeito da realidade são consideradas válidas, ainda que o conteúdo do conhecimento ou da afirmação não seja necessariamente verdadeiro) são elementos que integram o **senso comum** e que, em certas condições patológicas, estão profundamente alterados. Essa "quebra" em relação à realidade se manifesta clinicamente na forma de **alucinações, delírios** e/ou **desorganização** marcante do pensamento ou do comportamento. Quando tais manifestações estão presentes, tem-se uma **síndrome psicótica**. Advertência importante: não se trata aqui de ser diferente ou de ter crenças incomuns ou exóticas. Na verdade, o que é chamado de realidade compartilhada neste capítulo é algo que está bastante aquém das crenças que as pessoas possuem e sustentam. Seria antes aquela base comum e não questionada (exceto em especulações filosóficas) sobre a qual as crenças são formadas. Ela diz respeito, por exemplo, à existência de cada um, bem como à do mundo, das quais não duvidamos no cotidiano. Depois de uma noite de sono, ao acordarmos, não nos questionamos se continuamos a ser as pessoas que éramos ontem, assim como não nos preocupamos durante o café da manhã em conferir se os nossos familiares não foram substituídos, durante a noite, por impostores idênticos mal intencionados que querem nos enganar e nos infligir atrocidades. Também não temos usualmente a nítida sensação de que satélites monitoram os nossos passos e repassam tais informações aos semáforos que, de forma codificada, transmitem a todos os transeuntes dados de nossa intimidade.

 É fundamental não perder de vista o fato de que o estado mental é uma totalidade e que sua divisão em funções psíquicas é, sobretudo, uma operação conceitual que visa facilitar a comunicação e o estudo. Assim, reitera-se que, frequentemente, perturbações em um dos domínios repercutem nos demais e, quando se avalia o paciente transversalmente (fazendo um retrato momentâneo), a regra é encontrar mais de um domínio alterado. Se a cognição básica está muito prejudicada, por exemplo, o contato com a realidade também fica comprometido. É o julgamento clínico sobre que alterações têm precedência na história do problema e maior saliência entre as manifestações sintomatológicas apresentadas pelo paciente que orienta o profissional em direção ao diagnóstico de uma das síndromes gerais.

AS QUATRO DIMENSÕES TRANSDOMÍNIOS

Além da identificação do domínio prioritariamente afetado, outros aspectos do comportamento e da vida mental precisam ser avaliados e descritos para que se possa estabelecer um retrato adequado da situação clínica do paciente. Quatro dimensões são particularmente úteis nessa avaliação: organização, reatividade afetiva, motivação e psicomotricidade (ver **Fig. 3.3**).

Em qualquer uma das grandes síndromes gerais – disrupção cognitiva, desregulação afetiva ou síndrome psicótica – o estado do paciente em relação a essas quatro dimensões pode se encontrar desde normal até alterado em diferentes graus, por isso elas podem ser consideradas **dimensões transdomínios** (ver **Fig. 3.4**). Além disso, em algumas dimensões, como a psicomotricidade, as alterações podem ocorrer em duas direções opostas: o paciente (acordado) pode estar completamente imóvel e sem resposta a estímulos (estado de estupor) ou em franca agitação psicomotora. O conjunto dessas quatro dimensões ajuda na caracterização global do comportamento, em especial na avaliação do controle que o paciente exerce sobre seu próprio comportamento – em

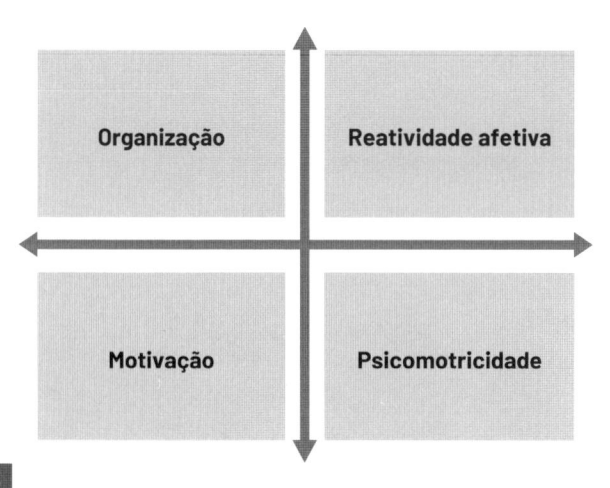

Organização	Reatividade afetiva
Motivação	Psicomotricidade

Figura 3.3
Quatro importantes dimensões transdomínios.

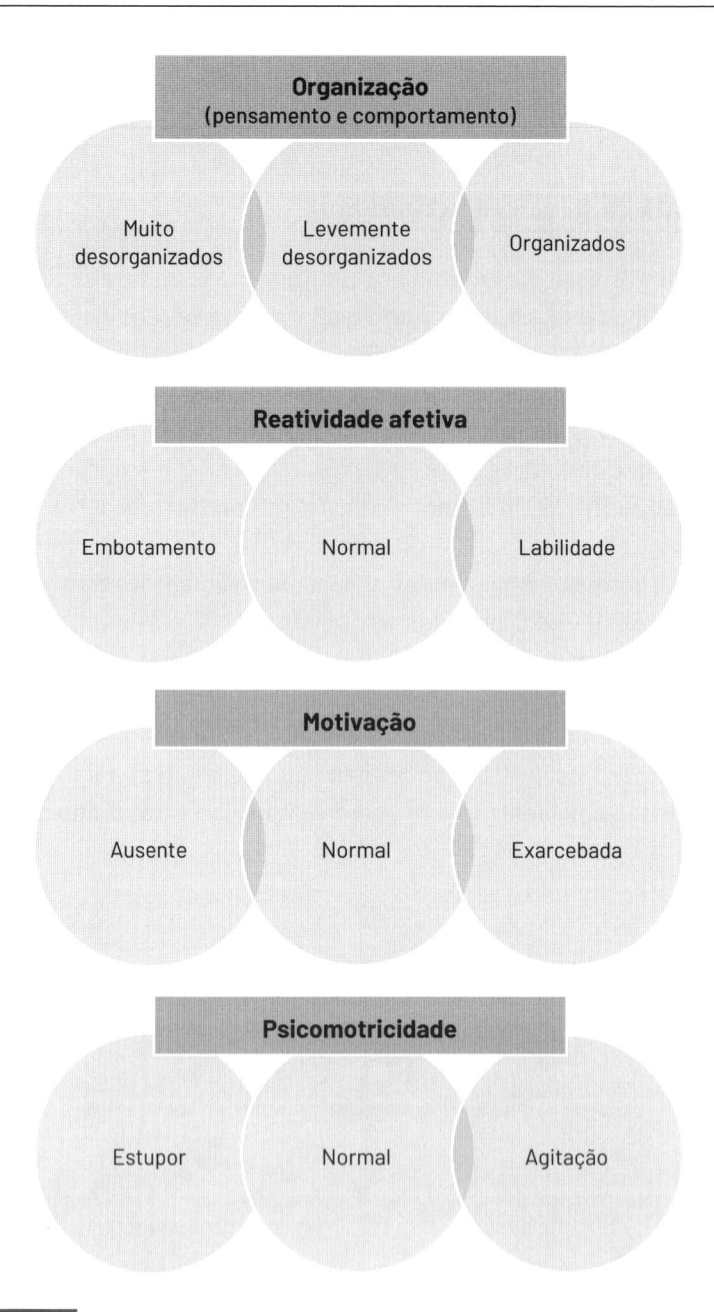

Organização
(pensamento e comportamento)

- Muito desorganizados
- Levemente desorganizados
- Organizados

Reatividade afetiva

- Embotamento
- Normal
- Labilidade

Motivação

- Ausente
- Normal
- Exarcebada

Psicomotricidade

- Estupor
- Normal
- Agitação

Figura 3.4
Dimensões transdomínios e seus extremos.

outras palavras, se ele está no comando de suas ações, se age com propósito, com que grau de organização e em que medida leva em conta o ambiente e as circunstâncias. A avaliação desses aspectos adicionais também representa um passo além das síndromes gerais em direção às síndromes clínicas, abordadas na sequência, dentro dos respectivos agrupamentos mais gerais.

AS PRINCIPAIS SÍNDROMES CLÍNICAS EM PSIQUIATRIA

▶ DISRUPÇÃO COGNITIVA E SUAS SÍNDROMES CLÍNICAS

As principais síndromes clínicas de disrupção cognitiva são a **síndrome confusional aguda** (ou *delirium*) e a **síndrome demencial**. Embora em ambas as manifestações clínicas sejam predominantemente mentais (incluindo cognição) e comportamentais, sempre há, subjacente a elas, uma condição médica geral determinante do quadro, como quadros tóxico-metabólicos, infecções e doenças que acometem direta ou indiretamente, de forma difusa, o sistema nervoso central.

SÍNDROME CONFUSIONAL AGUDA – *DELIRIUM*

O *delirium* é uma síndrome aguda, de rápida instalação (de horas a poucos dias), caracterizada por rebaixamento (ou flutuação) do nível de consciência, prejuízo na atenção, desorientação e algum grau de desorganização do pensamento. Tais alterações representam um declínio em relação ao estado basal do paciente e oscilam em termos de gravidade ao longo das 24 horas. É a síndrome psiquiátrica mais frequentemente encontrada no contexto do hospital geral, afetando uma parcela significativa dos pacientes internados, particularmente aqueles com idade avançada, acometidos por doenças graves ou que foram submetidos a procedimentos cirúrgicos.[1]

Rebaixamento do nível de consciência e alteração atencional são os elementos centrais no quadro clínico e podem ser percebidos pela face sonolenta do paciente, pela diminuição da reatividade aos estímulos, pela dificuldade em se manter alerta e em focalizar, direcionar e manter a atenção. A tais alterações básicas somam-se, secundariamente, outras alterações cognitivas, como comprometimento da orientação, da memória e da capacidade de processar informações. A desorientação temporal é a primeira a ocorrer, seguida, muitas vezes, por desorientação espacial e até mesmo dificuldade em reconhecer pessoas ou falsos reconhecimentos (p. ex., o paciente identifica uma pessoa da equipe de enfermagem como um familiar ou um velho amigo). Com o prejuízo da cognição básica, o pensamento perde sua organização, tornando-se ilógico, com ideias mal articuladas e conteúdos inusitados. Dependendo da intensidade do comprometimento da capacidade de racionalizar e emitir julgamentos, podem surgir ideias delirantes, as quais, em geral, são mal estruturadas e transitórias. Alterações de sensopercepção também podem ocorrer. Ilusões patológicas (percepção distorcida de estímulos sensoriais reais que não são passíveis de correção) e alucinações, principalmente visuais, são frequentes. Quanto à reatividade afetiva, é comum observar-se labilidade, com irritação e/ou ansiedade, que podem acompanhar-se de aumento psicomotricidade em graus variados, desde leve inquietação até momentos de franca agitação psicomotora. Embora seja menos comum, há uma forma hipoativa de *delirium*, na qual são observadas lentificação psicomotora e apatia. Esse quadro pode ser confundido com depressão e tende a ser mais difícil de diagnosticar. Ao mesmo tempo, é o que apresenta pior prognóstico, estando mais frequentemente associado à morte do paciente que as outras formas de *delirium*. A forma mista, na qual o paciente alterna momentos de lentificação psicomotora e apatia com momentos de inquietação ou agitação psicomotora, é a mais comum.

A flutuação do quadro clínico ao longo do dia é muito típica e pode representar uma dificuldade diagnóstica adicional. Por exemplo, um paciente pode estar aparentemente bem quando avaliado no final da manhã, relativamente orientado e atento, e, entretanto, ao fim da tarde, apresentar-se inquieto e desorientado, com o pensamento desorganizado e alucinações visuais. Também é comum no *delirium* haver inversão do ciclo sono-vigília, com insônia e agitação no período noturno e sonolência diurna. Muitas vezes, é a equipe de enfermagem ou são acompanhantes do paciente que testemunham os momentos de confusão mental e podem relatá-los.

Além do quadro clínico, características do paciente e a história do problema que se apresenta ajudam a estabelecer o diagnóstico sindrômico. O *delirium* é o resultado de uma somatória de fatores predisponentes e fatores precipitantes e é essencial investigá-los. São fatores predisponentes os aspectos do paciente e de seus antecedentes clínicos que o deixam mais vulnerável ao surgimento de *delirium*, como idade avançada e comprometimento cognitivo preexistente. Já fatores precipitantes são aqueles capazes de desencadear, no presente, o quadro de *delirium*. Importantes fatores precipitantes são hipoglicemia, hipoxia (seja por hipoperfusão ou por déficit de oxigenação pulmonar), distúrbios hidreletrolíticos, pós-operatório de grandes cirurgias, carências vitamínicas (particularmente de vitamina B12, ácido fólico, tiamina e ácido nicotínico), uso de fármacos com ação anticolinérgica, de benzodiazepínicos, de corticosteroides, abstinência de álcool ou opioides.[2]

Quanto mais numerosos e intensos forem os fatores predisponentes, menos graves tornam-se os fatores precipitantes necessários para desencadear quadros de *delirium*. Desse modo, pessoas muito vulneráveis (p. ex., muito idosas, com algum declínio cognitivo prévio e em uso de múltiplos fármacos) podem apresentar estado confusional agudo em decorrência de estresses biológicos aparentemente pouco intensos, como uma infecção urinária, leve desidratação, pequenas cirurgias ou simples mudanças ambientais com perda das referências usuais (p. ex., uma internação hospitalar).

Controlados os fatores precipitantes e com a adoção de medidas farmacológicas e não farmacológicas, o quadro de *delirium* geralmente se resolve em alguns dias (por volta de uma semana), podendo, menos frequentemente, prolongar-se por até algumas semanas.

SÍNDROME DEMENCIAL

A síndrome demencial, ao contrário do *delirium*, é crônica, de instalação insidiosa (ao longo de vários meses a anos) e, em geral, de curso progressivo e irreversível. Surge principalmente na senilidade, após os 65 anos, tornando-se cada vez mais frequente com o avanço da faixa etária (chega a afetar cerca de 50% das pessoas com mais de 90 anos). Existem, embora sejam muito menos comuns, formas pré-senis, de início entre 50 e 65 anos.[3]

Caracteriza-se clinicamente por perdas cognitivas que vão se acumulando e se agravando e que interferem significativamente na capacidade da pessoa de realizar as atividades de sua vida diária. Como já ressaltado no que diz respeito à síndrome geral da disrupção cognitiva, o **declínio** em relação às capacidades cognitivas anteriores da pessoa é um aspecto central da síndrome, e é comum que sejam pessoas que convivem com o paciente que notem e relatem as mudanças.

Na maioria das formas de síndrome demencial, o declínio mais pronunciado inicialmente é o da **memória**. As perdas são, a princípio, de memória imediata e recente. Em geral, são os familiares que relatam que a pessoa se repete nas conversas, faz várias vezes a mesma pergunta, esquece de compromissos, não se lembra de eventos recentes (p. ex., quem a visitou no dia anterior, como foi o último final de semana). Apenas em fases avançadas há perda da memória remota e da capacidade de evocação. Além da memória, pode haver alterações da **linguagem**, que no início se manifestam como dificuldade em encontrar as palavras e depois evoluem com a substituição cada vez mais frequente de palavras específicas por termos genéricos e inespecíficos ("aquela coisa", "isso", "aquilo", "lá", "ali"). As alterações da linguagem podem se acentuar com a progressão da demência, resultando em quadros graves de afasias, ecolalia, até perda total da linguagem.

Com o passar do tempo, o comprometimento estende-se a outros aspectos da cognição. Podem surgir **apraxias**, ou seja, dificuldade ou incapacidade de realizar sequências de gestos envolvidas em atividades aprendidas, como vestir-se, escovar os dentes, fritar um ovo. Notam-se dificuldades crescentes para a compreensão de problemas e de novas situações ambientais, e declínio progressivo das capacidades de **raciocínio complexo, pensamento abstrato** e **julgamento**. Em muitos casos, as pessoas que convivem com o paciente relatam **prejuízo no controle emocional** e no **comportamento social**, com atitudes inadequadas e, por vezes, grosseiras que fogem ao seu padrão de comportamento anterior (p. ex., uma pessoa anteriormente gentil e respeitosa passa a contar piadas fora de contexto, a fazer comentários rudes ou mesmo a fazer aproximações eróticas inadequadas, como com parentes próximos ou esposa/marido de amigos). Verifica-se também progressivo descuido com alimentação, vestimenta e higiene pessoal.

Ideias paranoides (p. ex., os filhos estão roubando seus pertences, a cuidadora rouba seu dinheiro, etc.) e alucinações podem surgir, em geral, em fases intermediárias da evolução da síndrome demencial, bem como momentos de agitação e agressividade.

O nível de consciência não é primariamente afetado pela demência, e o paciente se apresenta desperto, vígil. Entretanto, pacientes idosos, particularmente aqueles que já apresentam uma síndrome demencial instalada, são muito suscetíveis à manifestação de quadros de *delirium*, ou seja, em faixa etária avançada, são muito comuns as situações em que as duas síndromes se sobrepõem em um mesmo paciente. Assim, deve-se sempre suspeitar de *delirium* em um paciente com síndrome demencial que apresente uma deterioração abrupta com comprometimento do nível de consciência e flutuação dos sintomas ao longo do dia. Nesses casos, a investigação exaustiva e o manejo dos possíveis fatores precipitantes do *delirium* são imprescindíveis para a resolução do quadro (relembrando: a síndrome demencial é irreversível, mas o *delirium*, não).

A síndrome demencial é decorrente de doenças neurodegenerativas e cerebrovasculares que acometem difusamente o tecido cerebral. Com o tempo, leva a uma profunda desorganização da vida mental e social do sujeito e, por fim, à perda de capacidades motoras. O tempo de progressão da síndrome demencial está fortemente associado à sua causa específica subjacente (p. ex., doença de Alzheimer, demência vascular, demência por corpos de Lewy, etc.) e varia também de uma pessoa para outra. Nas formas de rápida progressão, mais raras, o estágio avançado de demência é alcançado em cerca de 2 anos,[4] nas formas de progressão lenta, que são as mais frequentes, em 6 a 10 anos.[5]

▶ DESREGULAÇÃO AFETIVA E SUAS SÍNDROMES CLÍNICAS

As principais síndromes clínicas de desregulação afetiva são a **síndrome depressiva**, a **síndrome maníaca** e a **síndrome ansiosa**. A síndrome depressiva abarca uma grande variedade de condições que diferem em sua gênese, sintomatologia, curso, gravidade e impacto na vida da pessoa acometida. Sua alta prevalência e associação frequente com outras condições médicas gerais fazem clínicos de todas as especialidades precisarem conhecê-la e serem capazes de identificá-la. A síndrome maníaca, por sua vez, sobretudo nas formas mais leves ou no início do quadro, apresenta um desafio diagnóstico, pois o paciente se sente bem (ou mesmo ótimo, como tantas vezes o profissional ouve no cotidiano), disposto, cheio de energia e sem crítica de seu estado. O reconhecimento e o tratamento precoce da mania, na prática clínica, são importantes para a prevenção dos prejuízos (para a integridade física, profissional, financeira, de imagem) que tão comumente resultam dessa condição. A síndrome ansiosa, caracterizada pela presença tanto de sintomas mentais como somáticos e com múltiplas apresentações clínicas, diz respeito à manifestação desadaptativa de emoções muito básicas (como o medo, a apreensão, a angústia) e à desregulação da reatividade emocional.

Nessa síndrome, as fronteiras com a normalidade são mais difíceis de precisar, pois se lida com experiências subjetivas que são bastante comuns e familiares a todos nós. Assim, é particularmente importante para sua identificação e diagnóstico considerar o contexto das manifestações ansiosas, a magnitude delas e sua proporcionalidade em relação aos elementos estressores.

SÍNDROME DEPRESSIVA

Na síndrome depressiva, o comprometimento da modulação afetiva se manifesta pela persistência de um estado intenso de **desânimo** e **tristeza**. Estados transitórios desses sentimentos são parte normal da existência humana, mas, na depressão, tornam-se muito duradouros – semanas a vários meses – e são acompanhados de várias outras manifestações, que incluem **anedonia** (ou seja, diminuição ou ausência da capacidade de sentir prazer em situações antes consideradas prazerosas), **diminuição da autoestima**, **pessimismo** e **desesperança**, alterações do **sono** (geralmente insônia, mas também hipersonia) e do **apetite** (inapetência, mais frequentemente, mas também aumento do apetite).

A tristeza não é a única forma de vivência e expressão do humor deprimido. Estados de angústia, ansiedade e desespero também são frequentes e ainda, para algumas pessoas, o mais marcante pode ser uma sensação de vazio e de ausência de sentimentos. O pessimismo muitas vezes é acompanhado de ideias de que a vida não vale a pena, do desejo de morrer ou mesmo de clara ideação suicida.

A capacidade de realizar tarefas que exigem maior esforço cognitivo fica comprometida na síndrome depressiva, e a pessoa sente-se indecisa, "travada". Pode haver também a sensação de cansaço físico constante. A motivação diminui, e isso, em alguns casos, afeta até mesmo a higiene pessoal, que passa a ficar descuidada. A psicomotricidade diminui e em geral a pessoa passa a falar menos, mais baixo e a demorar mais para iniciar a resposta a uma pergunta; tende a ficar mais tempo quieta, a movimentar-se menos e mais lentamente. A lentificação psicomotora, nos casos mais graves, pode chegar ao estado de estupor, no qual há perda de toda atividade espontânea e a pessoa fica restrita ao leito, acordada, mas sem interagir com o ambiente.

Em formas graves da síndrome depressiva, podem ocorrer **sintomas psicóticos** cujos conteúdos têm um tom triste, pessimista, compatível com o humor deprimido. Por exemplo, ideias delirantes de culpa ou ruína financeira e social; alucinações auditivas com choros, gemidos, lamentações, acusações. Podem ainda ocorrer, embora sejam menos comuns, sintomas psicóticos cujo conteúdo não está tão claramente relacionado ao humor deprimido, por exemplo, um delírio de perseguição.

A síndrome depressiva instala-se gradualmente, ao longo de semanas. É comum que eventos de vida estressantes, como perda de um ente querido, divórcio, perda de emprego, problemas legais, antecedam o início da síndrome, às vezes em alguns meses. Em geral, é difícil definir com exatidão quando a síndrome começou. A alteração do humor sempre está presente, mas as manifestações adicionais variam de pessoa para pessoa e também com o curso da síndrome. Os sintomas tendem a se tornar progressivamente mais numerosos e mais graves ao longo das semanas. Desse modo, quando uma pessoa está tão gravemente deprimida que chega a apresentar sintomas psicóticos, por exemplo, quase sempre se consegue recuperar, na história do quadro atual, a descrição de um período anterior em que sintomas mais leves da síndrome depressiva estavam presentes e foram se intensificando até que finalmente se manifestassem os sintomas psicóticos.

Pode ocorrer em todas as faixas etárias, até mesmo em crianças, mas a maior parte das pessoas manifesta a síndrome depressiva **pela primeira vez** entre os 20 e os 40 anos de idade.[6]

SÍNDROME MANÍACA

Na síndrome maníaca, o estado afetivo basal, que se torna anormalmente intenso, duradouro e descolado das circunstâncias, é um **humor exaltado**, que se manifesta como **euforia** ou **irritabilidade**. Além disso, há graus variáveis de aceleração das funções psíquicas. O pensamento fica mais rápido, e a fala fica mais abundante e mais alta, podendo chegar aos extremos representados pela **fuga de ideias** e a **logorreia**, um fluxo tão incessante e rápido de pensamentos e palavras, respectivamente, que a própria lógica do discurso fica comprometida. Há **aumento da psicomotricidade**, a pessoa sente-se cheia de disposição e energia, pode engajar-se incessantemente em atividades ou chegar a apresentar agitação psicomotora. A motivação e a iniciativa ficam exacerbadas, mas há, em geral, dificuldade em concluir tarefas, pois a **distraibilidade**, ou seja, a dificuldade em manter voluntariamente a atenção, impede a concentração em um esforço produtivo. Ao contrário do que ocorre na síndrome depressiva, a autoestima torna-se exagerada, a pessoa sente-se excepcionalmente capaz, superior, por vezes mostrando-se arrogante ou desafiadora. O julgamento fica comprometido por um viés grandioso e exageradamente otimista, o que pode levar à exposição excessiva a riscos e a comportamentos que dão vazão a tal estado de autoconfiança exagerada, como compras absurdas. A pessoa torna-se mais expansiva e desinibida socialmente e, muitas vezes, sexualmente também, comportando-se de forma muito inadequada ao contexto. Dificilmente percebe que há algo errado consigo, ou seja, não apresenta crítica em relação ao seu quadro, pelo contrário, sente-se melhor, mais alerta e com mais vigor do que nunca.

Muitas vezes, observa-se **labilidade afetiva** no contexto da síndrome maníaca: o humor basal permanece exaltado, mas ocorrem oscilações abruptas, muito breves e superficiais de uma expressão emocional a outra. Por exemplo, em um momento, a pessoa está eufórica falando de sua excepcional competência profissional, no instante seguinte, chora ao dizer que não foi devidamente reconhecida no ambiente de trabalho e, logo a seguir, mostra-se eufórica novamente dizendo que teve uma ideia de empreendimento que a tornará milionária.

Assim como na síndrome depressiva, nas formas mais graves da síndrome maníaca podem se manifestar **sintomas psicóticos** com delírios e alucinações com conteúdos relacionados a grandeza, riqueza, poder ou ter uma missão especial, ou seja, conteúdos congruentes com o humor exaltado e a grandiosidade próprias da síndrome maníaca. Menos frequentemente, podem ainda estar presentes sintomas psicóticos com conteúdo incongruente com o humor, como delírios de perseguição.

O início da síndrome maníaca é abrupto e em poucos dias o quadro alcança sua maior gravidade (que, entretanto, é variável de pessoa para pessoa). Na maioria dos casos, a síndrome manifesta-se **pela primeira vez** entre os 15 e os 25 anos de idade, sendo incomum apresentar-se antes dos 15 anos ou, pela primeira vez, depois dos 45.[7]

SÍNDROME ANSIOSA

A ansiedade corresponde a um estado de humor desconfortável, com manifestações mentais, como inquietação interna, apreensão, expectativa ruim em relação ao futuro, sensação difusa de insegurança; e manifestações somáticas e autonômicas, como taquicardia, desconforto respiratório, boca seca, tontura, náusea, tensão muscular, parestesias, tremores, sudorese, extremidades frias, desconforto abdominal. Guarda uma relação de proximidade com o medo, mas, comparada a este, é um estado mais difuso e sem um objeto bem definido (o medo, ao contrário, é quase sempre relacionado a algo específico). A ansiedade é uma reação emocional normal e esperada diante de situações desafiadoras ou estressantes. Pode ser adaptativa, mobilizando a busca por recursos e melhores soluções ante os desafios. Entretanto, quando é persistente, desproporcional às circunstâncias ou mesmo independente delas, trazendo prejuízo e sofrimento significativos, paralisando a pessoa e dificultando sua adaptação às situações, tem-se um estado patológico de ansiedade.

É comum que sintomas ansiosos estejam presentes em outras síndromes mentais, independentemente de qual seja o domínio prioritariamente afetado. Nesses casos, representam manifestações secundárias ou acessórias. Quando a ansiedade patológica, persistente e limitadora da vida da pessoa é o elemento central do quadro clínico, tem-se uma síndrome ansiosa.

A síndrome ansiosa tem três formas gerais de apresentação. Em uma delas, a ansiedade é **constante** e **permanente**, estando presente praticamente todos os dias por vários meses (mais de seis meses), e não está associada a qualquer situação específica, mas às variadas situações e questões do cotidiano: trabalho, finanças, relacionamentos, saúde e segurança de entes queridos, tarefas rotineiras. A pessoa vive tensa, nervosa, permanentemente preocupada. É comum o foco da preocupação ir mudando de um tema a outro, por isso se fala em **ansiedade generalizada**, **livre** e **flutuante**. Associadas à ansiedade e à preocupação, estão presentes uma série de outras manifestações: sentir-se constantemente trêmulo, inquietação, sensação subjetiva de dificuldade para engolir ("nó ou bolo na garganta"), frequência urinária aumentada, aperto no peito, tensão e dor no pescoço, nos ombros e nas costas, fadiga, insônia, irritabilidade aumentada. O quadro é bastante crônico e tem início, em geral insidioso, de forma que a pessoa tem dificuldade em dizer precisamente quando começou. É mais comum em pessoas de meia-idade, entre 45 e 60 anos.[8]

Em outra forma de apresentação, a ansiedade se manifesta em **crises abruptas e muito intensas**, nas quais os sintomas somáticos são muito proeminentes. As mais graves são as chamadas **crises** ou **ataques de pânico**. As manifestações mais frequentes em um ataque de pânico são palpitações, taquicardia, sudorese excessiva, dispneia, sensação de sufocamento, dor no peito, náusea ou desconforto abdominal, tontura, parestesias, sensação de que o corpo está estranho, estranhamento em relação ao ambiente, medo de perder o controle ou de enlouquecer, medo de morrer. A proeminência dos sintomas físicos frequentemente leva a pessoa a crer que possa ter uma grave doença clínica e a procurar unidades de emergência. Tais sintomas têm início súbito. A crise atinge seu ápice em cerca de 10 minutos e dura mais alguns minutos, raramente chegando a durar mais que 1 hora. O ataque de pânico é profundamente desagradável e assustador. É um evento marcante do qual a pessoa geralmente consegue lembrar-se muito bem e dizer quando aconteceu, onde estava, o que estava fazendo quando a crise veio, etc.

O tipo mais característico de ataque de pânico é o episódio de ansiedade extrema que acontece inesperadamente, "do nada", sem que a pessoa estivesse se sentindo previamente nervosa ou preocupada e sem que estivesse em qualquer situação tensa. Quando os ataques de pânico se repetem, é comum que se desenvolvam medo, preocupação e ansiedade diante da possibilidade de haver novos ataques de pânico. Um número significativo de pessoas passa a temer e evitar as situações nas quais tiveram ataques de pânico ou, ainda, nas quais considerem difícil escapar ou obter ajuda. Tipicamente tais situações incluem transportes coletivos (ônibus, metrô, avião), dirigir carro (especialmente em vias movimentadas), aglomerações (cinema, *shows*, grandes *shopping centers*), ficar em longas filas, pontes, túneis, elevadores. O medo não é propriamente da situação em si, mas decorre da preocupação constante sobre "e se eu tiver um ataque lá?". E, de fato, algumas pessoas realmente apresentam novos ataques, dessa vez "situacionais", quando expostas às circunstâncias que passaram a temer.

O quadro que se acaba de descrever, com ataques de pânico recorrentes seguidos do desenvolvimento de ansiedade relacionada à possibilidade de ter novos ataques e comportamento evitativo persistente, é o que se chama de **transtorno de pânico**. A frequência com que os ataques ocorrem é muito variável. Algumas pessoas têm 1 a 3 ataques por ano, enquanto outras têm múltiplos ataques de pânico por dia. O mais comum é ocorram 1 a 2 ataques por semana. O surgimento do transtorno de pânico é mais frequente em duas faixas etárias: a primeira entre 15 e 24 anos, e a segunda entre 45 e 54 anos, sendo raro que ocorra após os 65 anos.[9]

Por fim, a terceira forma geral de apresentação da síndrome ansiosa é um medo intenso, persistente, excessivo ou mesmo irracional, desencadeado pela exposição (ou até pela simples antecipação da exposição) a situações e objetos específicos, os quais são evitados a todo custo. O caráter patológico desse medo é dado pela marcante desproporção entre a real ameaça representada pela situação ou objeto temido e a intensidade do estado emocional vivenciado e, além disso, pela interferência que o esforço de evitação acarreta na rotina, nas aspirações acadêmicas ou profissionais e nas atividades sociais da pessoa. São os quadros chamados de **fobias**.

Nas fobias, a exposição ao objeto ou à situação temida quase sempre desencadeia uma reação de ansiedade tão intensa que muitas vezes chega a ter todas as manifestações de um ataque de pânico. Há apresentações clínicas nas quais o disparador do medo é bem delimitado, são as **fobias específicas**. Exemplos frequentes de objetos de fobias específicas incluem animais, como cães, cobras ou aranhas; alturas, tempestades; sangue, injeção, procedimentos médicos ou odontológicos; avião, elevadores, lugares fechados.

Outra forma de fobia envolve situações sociais com exposição a uma possível avaliação por outras pessoas e o medo de que tal avaliação seja negativa: a **fobia social** (ou **transtorno de ansiedade social**). Algum grau de ansiedade em situações nas quais a pessoa se sente sob avaliação (p. ex., uma entrevista de emprego, falar em público, um primeiro encontro, etc.) é uma experiência normal. Entretanto, o que as pessoas com fobia social vivenciam é um nível incapacitante de ansiedade e a necessidade premente de evitar tais situações ou escapar delas. É comum também temerem que as próprias manifestações somáticas da ansiedade, como ruborização, sudorese, tremores, sejam notadas por outras pessoas e resultem em humilhação e embaraço. Para algumas pessoas, a simples possibilidade de estar sob observação – comendo, bebendo, escrevendo, por exemplo – já está associada a ansiedade e desconforto intensos. Há um sofrimento significativo envolvido em todas essas dificuldades e prejuízos para a carreira estudantil e profissional, para os relacionamentos interpessoais e para a vida social da pessoa com fobia social.

As fobias têm um início bastante precoce, geralmente ainda na infância, e, caso não haja tratamento, tendem a persistir por toda a vida. As pessoas costumam ter dificuldade em precisar quando o quadro começou e, por vezes, relatam que, desde quando conseguem se lembrar, os sintomas estiveram presentes. Muitas pessoas com fobia específica assumem um estilo de vida que minimiza a exposição ao objeto ou à situação temida e não buscam tratamento por muitos anos depois do início do quadro ou nunca chegam a fazê-lo. Mesmo na fobia social, que geralmente está associada a maiores limitações e prejuízos para a vida, o tempo entre o início do quadro e a busca por tratamento é, em média, 16 anos.[10]

▶ PSICOSE E SUAS SÍNDROMES CLÍNICAS

As síndromes psicóticas se dividem, *grosso modo*, em dois grandes grupos em termos de duração, curso e impacto na vida do indivíduo acometido: as **síndromes psicóticas transitórias**, que tipicamente são breves e delimitadas no tempo, e as **síndromes psicóticas de longa duração**, com sintomas persistentes e/ou recorrentes. Nas síndromes psicóticas transitórias, costuma haver um início abrupto, com desencadeante identificável, sintomatologia exuberante (por vezes, com marcante desorganização do pensamento e do comportamento) e recuperação rápida e completa em dias ou semanas. Nas síndromes psicóticas de longa duração, o início tende a ser mais insidioso, embora também possa ser súbito, os desencadeantes podem estar presentes, mas não são necessários, a sintomatologia e o curso são bastante heterogêneos, e a regra é o comprometimento (em graus muito variados), em médio e longo prazo, da vontade, da iniciativa, da expressividade emocional, da cognição e da sociabilidade. No corte transversal, as duas síndromes podem ser indistinguíveis clinicamente; elas diferem, contudo, se acompanhada sua evolução, pelo caráter delimitado no primeiro caso e pelas manifestações contínuas e/ou recorrentes no segundo, com impacto (potencialmente) muito maior no funcionamento global do indivíduo.

SÍNDROME PSICÓTICA TRANSITÓRIA

A síndrome psicótica transitória caracteriza-se pelo início relativamente súbito de pelo menos uma das manifestações clássicas de perturbação na relação com a realidade: delírios, alucinações ou discurso e/ou comportamento desorganizados, e pela duração breve do quadro. No contexto das síndromes psicóticas, considera-se início súbito quando entre a primeira alteração observada e a instalação de um estado claramente psicótico não passam mais que duas semanas. Quanto à duração do quadro, não há um consenso sobre o tempo máximo que pode ser considerado breve: se até um mês[11] ou até três meses.[12] Mas, por definição, todos os sintomas remitem completamente, e a pessoa retorna ao seu nível prévio de funcionamento social, acadêmico ou laboral.

A princípio, quando se está diante de uma síndrome psicótica recém-instalada e ocorrendo pela primeira vez na vida da pessoa, não se tem como prever com segurança se o quadro será transitório ou de longa duração. Entretanto, há características que são encontradas mais frequentemente na síndrome psicótica transitória. Uma delas é a rápida instalação dos sintomas e a ausência de manifestações prodrômicas – mudanças progressivas no padrão de interação social e queda no rendimento escolar ou profissional nos meses que antecederam o surgimento do quadro psicótico. Também é mais comum na síndrome transitória do que na de longa duração que o quadro surja depois de eventos de vida psicologicamente estressantes, como um assalto, um acidente de trânsito grave, morte repentina de parentes ou amigos queridos, etc.[13]

Na síndrome psicótica transitória, os sintomas tendem a ser bastante exuberantes, com ideias delirantes, em geral de conteúdo paranoide, alucinações auditivas e/ou visuais, turbulência emocional com rápidas mudanças de um afeto intenso a outro, ansiedade acentuada e, muitas vezes, um estado de perplexidade (experiência de angústia e incerteza, relacionada à incapacidade de captar o significado das coisas à sua volta, compreender sua própria situação, sua experiência presente). Manifestações polimórficas, isto é, sintomas que mudam muito de um dia para outro ou até no mesmo dia, também são mais sugestivos de síndrome psicótica transitória. Dado o grau de perturbação geralmente associado aos sintomas, as pessoas em quadro psicótico agudo costumam ser levadas para unidades de emergência médica e outros locais de atendimento a pacientes agudos, e frequentemente necessitam ser mantidas sob supervisão próxima para que o tratamento possa ser instituído e para que sejam protegidas dos riscos a que podem se expor (ou que possam representar para outros) no estado em que se encontram.

A síndrome psicótica transitória pode ser um transtorno mental primário ou ser induzida pelo uso de substâncias psicoativas – entre as quais *cannabis*, opioides, álcool, alucinógenos, cocaína – ou, ainda, mais raramente, pelo uso de medicamentos, como fármacos de ação anticolinérgica, antiparkinsonianos, isotretinoína, corticosteroides, anticonvulsivantes e anfetaminas, entre outros. Não se está falando aqui dos sintomas psicóticos que podem surgir no contexto de um *delirium* induzido por substâncias psicoativas ou medicamentos, mas de uma síndrome psicótica que se instala sem que haja alteração do nível de consciência ou perturbação da cognição básica.

Elementos da história clínica, do exame físico ou achados laboratoriais (p. ex., dosagens no sangue de *cannabis*, cocaína ou etanol; e na urina, de anfetamina, metanfetamina e opiáceos) contribuem para que possamos estabelecer a relação entre a síndrome psicótica e o medicamento ou a substância psicoativa. Os quadros psicóticos induzidos surgem durante ou logo após a exposição ao medicamento; no caso de substâncias psicoativas, podem surgir tanto na intoxicação quanto na abstinência.

A relação entre o padrão de uso e o desenvolvimento do quadro psicótico pode variar de acordo com a substância. Por exemplo, a síndrome psicótica induzida por *cannabis* (que, em geral, envolve delírios persecutórios, ansiedade acentuada, labilidade emocional e sensação de estranhamento em relação a si e ao próprio corpo) pode surgir logo após o uso de dose elevada da substância. Por sua vez, a síndrome psicótica induzida por álcool, geralmente com alucinações auditivas, costuma ocorrer somente após ingestão pesada e prolongada de álcool em indivíduos com quadro de dependência já estabelecido. Uma vez desencadeados, os sintomas psicóticos tendem a continuar enquanto o uso da substância psicoativa ou medicamento for mantido e podem persistir por dias ou semanas após o término da intoxicação aguda pela substância (ou da abstinência aguda) ou a interrupção do uso do medicamento. A persistência dos sintomas por um período superior a 1 mês depois de cessado o uso da substância psicoativa (ou medicamento) sugere que se pode estar diante do começo de um quadro psicótico primário e de longa duração.

A síndrome psicótica transitória primária geralmente se manifesta entre o final da adolescência e as duas primeiras décadas da vida adulta. É mais frequente em mulheres que em homens. Para elas, o período puerperal representa um momento de vulnerabilidade aumentada. A cada 1.000 nascimentos, entre 1 e 2 mulheres apresentam uma síndrome psicótica transitória em até 4 semanas após o parto.[14]

Ainda que a remissão dos sintomas e a recuperação funcional sejam completas, a pessoa que apresentou uma síndrome psicótica transitória, mesmo que induzida por substâncias psicoativas, tem um risco aumentado de vir a apresentar novamente um transtorno mental nos anos seguintes, particularmente nos primeiros cinco anos após a resolução do quadro inicial.[15,16] Cerca de um quarto dos pacientes que tiveram uma síndrome transitória passam a manifestar uma síndrome psicótica de longa duração, e uma proporção menor passa a apresentar alguma forma crônica de síndrome de desregulação afetiva.[17]

SÍNDROME PSICÓTICA DE LONGA DURAÇÃO

A síndrome psicótica de longa duração compreende um grupo de quadros muito diversos entre si em termos de manifestações clínicas, evolução ao longo do tempo e desfecho funcional, isto é, impacto na vida profissional e social da pessoa acometida.[18] O que todos esses quadros têm em comum é o fato de terem seu início marcado pelos sintomas psicóticos – delírios, alucinações ou discurso e/ou comportamento desorganizados – e de que tais sintomas têm uma duração prolongada e/ou ao remitirem, deixam prejuízos persistentes, de tal modo que a pessoa não retorna integralmente ao seu nível anterior de funcionamento.

O início da síndrome psicótica de longa duração ocorre tipicamente entre o final da adolescência e as primeiras décadas da vida adulta. Quanto mais precoce o início, maior a repercussão global para a vida da pessoa. Por vezes o quadro se instala agudamente tal como uma síndrome psicótica transitória, mas o mais característico é que tenha uma instalação mais insidiosa, ao longo de meses. Familiares e pessoas do convívio do paciente costumam relatar uma série de alterações de comportamento que vão sendo observadas durante esse período: atitudes ou falas estranhas, mudanças de hábito, distanciamento em relação a familiares e amigos, queda no desempenho nos estudos ou no trabalho. Às vezes, a pessoa passa a transparecer preocupações ou interesses incomuns em relação aos seus próprios hábitos anteriores – por exemplo, um inesperado e intenso interesse por temas místico-religiosos. As alterações vão se tornando mais numerosas, mais intensas e frequentes até que uma síndrome psicótica esteja plenamente manifesta, e a vida mental e social da pessoa, gravemente perturbada.

Delírios persecutórios e de referência (crença de que gestos, comentários e outros estímulos ambientais neutros são especificamente direcionados à pessoa) são os mais frequentes nas síndromes psicóticas de longa duração.

Mas outros temas também podem ocorrer, e o conteúdo delirante específico é influenciado pelas referências da vida da pessoa e de seu meio sociocultural. Os delírios podem ter diferentes graus de sistematização (organização e detalhamento das próprias ideias delirantes) e de influência sobre o comportamento do paciente (algumas pessoas tomam atitudes relacionadas ao conteúdo do delírio, por exemplo, denunciar "a perseguição" à polícia). As alucinações podem envolver qualquer modalidade sensorial, embora as alucinações audioverbais (ouvir vozes, que só a pessoa é capaz de escutar) sejam as mais frequentes, e o conteúdo mais comum seja o de ameaças e de acusações ou comentários depreciativos.

Ainda que nenhum sintoma seja específico ou patognomônico, alguns sintomas são mais sugestivos de se estar diante de uma síndrome psicótica de longa duração: alucinações auditivas com vozes que conversam entre si ou que comentam as ações da pessoa, como se estivessem "narrando" o que ela está fazendo; delírios que expressam perda de controle da mente ou do corpo, com a crença de que os pensamentos da pessoa foram "removidos" por alguma força externa; de que pensamentos estranhos, que não são seus, foram colocados na sua mente; ou, ainda, vivências de que o corpo ou as ações da pessoa estão sendo manipulados e controlados por uma força externa.

A desorganização do pensamento pode variar desde uma leve tangencialidade nas respostas da pessoa durante a entrevista clínica até um discurso que é apenas uma "salada de palavras" completamente incompreensível. A desorganização do comportamento geralmente tende a acompanhar o grau de desorganização do pensamento.

Uma série de outras manifestações podem acompanhar os sintomas psicóticos. De particular importância, são as restrições e perdas em vários aspectos da vida mental e social que são coletivamente referidas pela expressão **sintomas negativos**. Esses sintomas incluem diminuição da experiência e da expressão emocional (a reatividade afetiva da pessoa fica muito limitada, a mímica facial, a modulação da voz e a gesticulação ficam reduzidas e inexpressivas), perda da motivação e iniciativa, empobrecimento do discurso (o paciente passa a falar pouco, dá respostas lacônicas ou transmite pouca informação em sua fala), apatia, perda de interesse, diminuição do desejo e da busca por estabelecer contato com outras pessoas. Os sintomas negativos podem se manifestar em diferentes graus de gravidade e não estão necessariamente presentes em todos os casos. Entretanto, são muito frequentes e geralmente estão presentes desde o início do quadro. Muitas vezes chegam a anteceder, em anos, o surgimento de sintomas psicóticos, como delírios ou alucinações. São bem característicos da síndrome de longa duração e, de um modo geral, estão ausentes na síndrome psicótica transitória.

A maior parte dos pacientes com síndrome psicótica de longa duração apresenta perdas cognitivas em relação ao patamar que a pessoa havia alcançado antes de adoecer e são muito menos pronunciados que aqueles encontrados na deficiência intelectual ou na síndrome demencial. Uma vez estabelecidos, tendem a se manter estáveis ao longo do tempo, ou seja, não são de natureza progressiva, como as perdas que ocorrem em uma síndrome demencial.

Se considerarmos as quatro dimensões transdomínios descritas anteriormente, todas elas podem estar consideravelmente alteradas. Além da restrição da experiência e da expressividade emocionais, outras formas de alteração da reatividade afetiva podem estar presentes. Sintomas ansiosos são muito frequentes, estando, muitas vezes, relacionados aos conteúdos desagradáveis e perturbadores dos delírios e alucinações. Também são frequentes sintomas depressivos, os quais eventualmente podem ser difíceis de diferenciar de alguns sintomas negativos. A psicomotricidade pode estar alterada de formas diversas. Pode haver lentificação da atividade psicomotora, chegando, em casos extremos, ao estado de estupor. Mas também ocorrem alterações no sentido oposto, isto é, aumento da atividade motora, por vezes desorganizada e sem propósito, chegando a momentos de agitação intensa. Às vezes são observadas posturas bizarras ou movimentos repetitivos estranhos e sem propósito aparente.

Comparados aos sintomas psicóticos mais exuberantes (delírios, alucinações e desorganização), sintomas negativos e perdas cognitivas costumam chamar menos a atenção de familiares – e mesmo de clínicos. É comum que familiares nem sequer considerem tais manifestações como sintomas dentro de uma síndrome, mas as atribuam à personalidade do paciente, tomando, por exemplo, sintomas negativos como "preguiça" ou "comodismo" por parte do paciente. Entretanto, são justamente os sintomas negativos e déficits cognitivos que estão associados a pior prognóstico e maior prejuízo funcional em longo prazo.

O curso da síndrome psicótica de longa duração é muito variável. A forma mais comum de evolução é a remissão dos sintomas psicóticos agudos com a instituição do tratamento farmacológico. Quanto aos sintomas negativos e cognitivos, medidas farmacológicas possuem alcance bastante limitado e modesto. Quando presentes, eles tendem a persistir e são os principais determinantes da qualidade de vida dos pacientes e precisam ser abordados em contextos de reabilitação psicossocial. Mesmo com tratamento adequado, é comum a recorrência de novos episódios (surtos), com agudização dos sintomas psicóticos, particularmente nos primeiros 10 anos de evolução. Depois desse período, em geral, os sintomas psicóticos se estabilizam e o quadro é dominado pelos sintomas negativos e cognitivos.

REFERÊNCIAS

1. Fong TG, Tulebaev SR, Inouye SK. Delirium in elderly adults: diagnosis, prevention and treatment. Nat Rev Neurol. 2009;5(4):210-20.
2. Michaud L, Büla C, Berney A, Camus V, Voellinger R, Stiefel F, et al. Delirium: guidelines for general hospitals. J Psychosom Res. 2007;62(3):371-83.
3. World Health Organization. Dementia: a public health priority. Geneva: WHO; 2012.
4. Rosenbloom MH, Atri A. The evaluation of rapidly progressive dementia. Neurologist. 2011;17(2):67-74.
5. Rabins PV, Schwartz S, Black BS, Corcoran C, Fauth E, Mielke M, et al. Predictors of progression to severe Alzheimer's disease in an incidence sample. Alzheimers Dement. 2013;9(2):204-7.
6. Jones PB. Adult mental health disorders and their age at onset. Br J Psychiatry. 2013;54:s5-10.
7. Baldessarini RJ, Tondo L, Vázquez GH, Undurraga J, Bolzani L, Yildiz A, et al. Age at onset versus family history and clinical outcomes in 1,665 international bipolar-I disorder patients. World Psychiatry. 2012;11(1):40-6.
8. Kessler RC, Berglund P, Demler O, Jin R, Merikangas KR, Walters EE. Lifetime prevalence and age-of-onset distributions of DSM-IV disorders in the National Comorbidity Survey Replication. Arch Gen Psychiatry. 2005;62(6):593-602.
9. Kessler RC, Chiu WT, Jim R, Ruscio AM, Shear K, Walters EE. The epidemiology of panic attacks, panic disorder, and agoraphobia in the National Comorbidity Survey Replication. Arch Gen Psychiatry. 2006;63(4):415-24.
10. Wang PS, Berglund P, Olfson M, Pincus HA, Wells KB, Kessler RC. Failure and delay in initial treatment contact after first onset of mental disorders in the National Comorbidity Survey Replication. Arch Gen Psychiatry. 2005;62(6):603-13.
11. American Psychiatric Association. Manual diagnóstico e estatístico de transtornos mentais: DSM-5. 5. ed. Porto Alegre: Artmed; 2014.
12. Organização Mundial da Saúde. Classificação de transtornos mentais e de comportamento da CID-10: descrições clínicas e diretrizes diagnósticas. Porto Alegre: Artmed; 1993.
13. Dalgalarrondo P. Psicopatologia e semiologia dos transtornos mentais. 3. ed. Porto Alegre: Artmed; 2019.
14. VanderKruik R, Barreix M, Chou D, Allen T, Say L, Cohen LS, et al. The global prevalence of postpartum psychosis: a systematic review. BMC Psychiatry. 2017;17(1):272.
15. Fusar-Poli P, Cappucciati M, Bonoldi I, Hui LMC, Rutigliano G, Stahl DR, et al. Prognosis of brief psychotic episodes: a meta-analysis. JAMA Psychiatry. 2016;73(3):211-20.

16. Alderson HL, Semple DM, Blayney C, Queirazza F, Chekuri V, Lawrie SM. Risk of transition to schizophrenia following first admission with substance-induced psychotic disorder: a population-based longitudinal cohort study. Psychol Med. 2017;47(14):2548-55.
17. Queirazza F, Semple DM, Lawrie SM. Transition to schizophrenia in acute and transient psychotic disorders. Br J Psychiatry. 2014;204:299-305.
18. Tandon R, Nasrallah HA, Keshavan MS. Schizophrenia, "just the facts" 4. Clinical features and conceptualization. Schizophr Res. 2009;110(1-3):1-23.

4

Avaliação psiquiátrica de crianças e adolescentes

Eloisa H. R. Valler Celeri

A avaliação psiquiátrica de crianças e adolescentes difere da avaliação de um paciente adulto em muitos aspectos, sendo mais complexa e sutil. Inclui múltiplas fontes de informação: a criança*, pais, professores, pediatras e outros profissionais de saúde e relatórios de avaliações e de intervenções anteriores. Essas informações são coletadas a partir da entrevista clínica, de questionários ou de entrevistas estruturados, escalas e testes padronizados, que avaliam desenvolvimento psicológico, neurológico, pedagógico e linguístico.

Raramente a demanda vem da criança. Na maioria dos casos, os pais ou responsáveis, professores, profissionais de saúde ou varas da infância e adolescência procuram ou solicitam uma avaliação, e o contexto e objetivos dessa solicitação devem ser considerados. Muitas vezes, os sintomas da criança refletem muito mais um desencontro de expectativas entre pais-criança ou criança-escola do que um transtorno psiquiátrico. Outras vezes, o problema pode representar uma reação da criança a um ambiente estressante e adverso para aquela criança em particular.

O primeiro desafio de uma avaliação clínica é compreender claramente os motivos implícitos e explícitos da referência, pois a preocupação sobre a presença de um transtorno psiquiátrico é apenas um dos muitos motivos de uma consulta. Outras razões podem incluir problemas conjugais, conflitos sobre custódia da criança, problemas com a escola ou com a justiça. De fato, não infrequentemente, a solicitação da consulta pode surgir de fora da família, isto é, da escola, do Conselho Tutelar ou da Vara da Infância e Adolescência.

---

*O termo criança passa, a partir deste momento, a incluir crianças e adolescentes, exceto se houver alguma explicitação em contrário.

As preocupações dos pais necessitam ser esclarecidas para serem compreendidas. Por que estão vindo neste momento? Que auxílio estão realmente buscando? Os pais podem estar procurando (ou temendo) um diagnóstico, orientação ou recomendação de tratamento para a criança ou para eles próprios.

Uma boa avaliação deve sempre ser vista como um momento terapêutico. A experiência da criança e de sua família durante as consultas diagnósticas influenciará como o diagnóstico e as recomendações serão ouvidas, compreendidas e seguidas. Mais do que isso, pode, às vezes, proporcionar uma oportunidade de intervenção terapêutica.

OBJETIVOS DA AVALIAÇÃO

Os **objetivos** de uma avaliação em psiquiatria da infância e adolescência[1] são:

1. Elucidar fonte, razões e causas do encaminhamento.
2. Avaliar o desenvolvimento da criança, incluindo capacidades e dificuldades do neurodesenvolvimento (motor, sensorial, cognitivo, linguístico, social e emocional).
3. Caracterizar dificuldades cognitivas, comportamentais e emocionais.
4. Identificar fatores estressores ou patogênicos na criança, na família e no ambiente que podem causar ou exacerbar tais dificuldades.
5. Esclarecer quais são a natureza e a extensão das dificuldades comportamentais da criança e qual o grau de prejuízo funcional e de sofrimento que essas dificuldades causam.
6. Identificar quais os fatores individuais, familiares ou ambientais que podem estar associados às dificuldades ou potencialmente influenciá-las positiva ou negativamente.
7. Determinar se há psicopatologia e, em caso positivo, estabelecer diagnósticos diferenciais e construir um projeto terapêutico, isto é, definir se a criança tem, realmente, um transtorno psiquiátrico e, se sim, quais suas causas e qual(is) tratamento(s) seria(m) necessário(s).
8. Estabelecer um diagnóstico multiaxial, de acordo com as classificações diagnósticas vigentes (*Classificação internacional de doenças* [CID] ou *Manual diagnóstico e estatístico de transtornos mentais* [DSM]).

MÉTODOS EMPREGADOS NA AVALIAÇÃO

Os **métodos** empregados na avaliação psiquiátrica de uma criança incluem:

1. Obtenção de uma história abrangente e detalhada com pais ou cuidadores, incluindo a revisão de avaliações e/ou tratamentos prévios.
2. Realização de entrevista com a criança, a fim de obter uma história a partir da perspectiva dela.
3. Realização de uma avaliação do estado mental da criança.
4. Recomendação, caso necessário, de alguma avaliação, testagem ou exame complementar.

Um pré-requisito para uma história abrangente é o conhecimento do desenvolvimento normal, suas variações e as reações psicológicas aos vários estresses próprios do desenvolvimento e, obviamente, o conhecimento dos transtornos psiquiátricos em crianças e adolescentes. A avaliação deverá ser capaz de auxiliar o clínico a entender em detalhes como aquela criança em particular chegou a este momento de sua vida. A história deve ser vista como um processo de exploração dos sintomas, comportamentos, sentimentos e processos de pensamento da criança, bem como de seu ambiente (familiar, escolar, social e cultural), devendo também incluir suas fantasias, desejos, medos, esperanças e ansiedades, suas capacidades e sua rede de apoio.

Os pais costumam ser entrevistados primeiro, especialmente se o paciente for uma criança pequena ou pré-púbere. Caso seja um adolescente, recomenda-se que esse seja visto primeiro ou que esteja presente durante a primeira consulta com os pais. Poder ver os pais e a criança/adolescente juntos, pelo menos em algum momento, é sempre útil para o diagnóstico, pois permite observar como se dão as interações familiares.

A ENTREVISTA COM A CRIANÇA

O registro de uma **história psiquiátrica**[1,2] detalhada deve incluir:

1. Descrição detalhada do(s) problema(s) da criança, de acordo com a ótica dos pais

2. História de vida e de desenvolvimento da criança, incluindo doenças prévias e acidentes
3. História social, familiar, escolar
4. Detalhamento das funções biológicas, como sono, apetite, controle de esfincteres, desenvolvimento puberal, temperamento
5. Descrição dos relacionamentos na familiar nuclear, na família estendida e com amigos
6. Descrição de eventos significativos, como separações, perdas, doenças, acidentes, abusos, mortes
7. Capacidades parentais, estilo e expectativas parentais.

A técnica empregada dependerá do estágio de desenvolvimento cognitivo e linguístico da criança e deve ser entendida como uma oportunidade para explorar a visão que a criança tem de suas dificuldades e capacidades, e de recolher informações e observações que possibilitarão a avaliação do estado mental.

A entrevista deverá cobrir muitos dos elementos recolhidos a partir da história com os pais, agora sob a ótica da criança. Apesar de dificuldades com a cronologia e dados da história familiar, a criança, mesmo muito pequena, quando adequadamente questionada, é capaz de reportar sintomas depressivos, ansiosos, ideação suicida, pensamentos obsessivos, situações de abuso, violência e *bullying*, e de descrever sua autoestima, competências, aspirações e seus valores. Elas são menos precisas no reconhecimento de comportamentos externalizantes, como impulsividade, oposição ou agressividade.

Uma conversa empática e sensível sobre seus problemas e outros aspectos de sua vida requer tato e atenção ao nível cognitivo e linguístico da criança, entretanto, mesmo com essas adaptações crianças pequenas podem se mostrar relutantes ou incapazes de relatar preocupações e sentimentos. Nesse caso, o brincar ou técnicas projetivas podem ser úteis, facilitando o processo de entrevista, deixando a criança mais livre e à vontade para expressar-se. Tal clima também pode ser alcançado quando se conversa sobre livros, filmes, desenhos animados e jogos. Essas são informações importantíssimas para avaliar os interesses da criança, o grau e as formas de supervisão parental.

No **Quadro 4.1**, indicamos os principais pontos a observar na entrevista com crianças e adolescentes.

Quadro 4.1

A entrevista com crianças e adolescentes

O QUE INVESTIGAR	COMO OBSERVAR/INVESTIGAR
Observação do comportamento da criança durante a entrevista	Nível de atividade e atenção; qualidade do contato com o entrevistador/pais; Reação à avaliação; Desenvolvimento.
Sintomas emocionais	Conversar com a criança, observar como ela explora o ambiente e o material disponível para brincar ou desenhar, irritabilidade, ansiedade, apatia.
Abusos e traumas	Perguntar sobre situações de abuso, violência ou negligência, após o estabelecimento de algum *rapport*, de forma genérica ou com uso de desenhos/jogos ou bonecos.
Vida social	Descobrir se a criança tem amigos, turmas, quais são as atividades de lazer, se visita e é visitado pelos amigos, se recebe amigos para dormir e se dorme na casa de amigos.
Percepção que a criança tem de sua vida	Qual é a rotina, quem ajuda com seus cuidados, grau de autonomia, responsabilidades dentro da família.
Avaliação física	Peso, altura, presença de sinais, tais como dismorfias, manchas café com leite, etc., tônus muscular, coordenação.

Os **limites da confidencialidade** devem ser esclarecidos e compreendidos e, ao final da entrevista, recomenda-se questionar a criança sobre o seguinte:

1. Há algo em particular que você desejaria que eu conversasse com seus pais?
2. Há algo em particular que você não gostaria que eu conversasse?
3. O que eu pretendo conversar com eles é... (capacidades/dificuldades/planejamento terapêutico). O que você acha? Gostaria de me perguntar algo?

O EXAME DO ESTADO MENTAL

O **exame do estado mental**[3] deve incluir os seguintes itens:

1. Aparência física – altura, peso, presença de sinais físicos indicativos de síndromes genéticas, síndrome alcoólico-fetal, de maus-tratos, etc.

2. Exame neurológico para avaliar desenvolvimento neuromaturacional, dificuldades sensoriais (em especial deficiências de audição e visão) presença de hiper ou hipossensibilidades, coordenação motora grossa e fina e lateralidade.

Quanto aos **grandes domínios psicopatológicos**, deve-se observá-los e descrevê-los conforme as seções seguintes.

▶ COGNIÇÃO BÁSICA

CONSCIÊNCIA E ORIENTAÇÃO NO TEMPO E NO ESPAÇO

Atenção

Podem-se constatar desatenção, distraibilidade ou presença de hiperfoco observando a criança brincar ou desenhar – por exemplo, ela muda constantemente de brincadeiras, passa rapidamente de um interesse para outro, foca excessivamente em um brinquedo, deixando de interagir com o entrevistador.

Inteligência

Inclui capacidade de abstração e compreensão de figuras de linguagem, capacidade de brincar simbólico e imaginativo. Pode-se avaliar a inteligência fazendo perguntas de conhecimento geral, solicitar que escreva algumas palavras ditadas e leia pequenas frases, verificar a capacidade de fazer contas simples, de compreender metáforas, sempre levando-se em conta o que é esperado para sua idade e escolaridade. Ao observar uma criança desenhando, é possível não apenas estimar sua capacidade cognitiva, mas também sua motivação, autoestima e habilidades motoras.

Fala, linguagem verbal e não verbal

Observar a capacidade da criança de se expressar e manter um diálogo (comunicação) com o entrevistador, de acordo com o que seria esperado para o seu desenvolvimento. Pode-se observar vocabulário, sintaxe, dificuldades fonoarticulatórias e prosódia.

Capacidade de leitura, escrita e cálculo matemático

Avaliar a presença de **habilidades especiais** não esperadas para a idade.

REGULAÇÃO AFETIVA BASAL

Observar como a criança se relaciona com o entrevistador. Consegue se separar dos pais e/ou cuidadores?

Afeto

Observar se ela está tranquila, colaborativa, distante, ansiosa, deprimida, irritável, negativista, hostil, opositora, desafiadora, agressiva, inflexível, se há presença de ideação ou comportamento suicida e de preocupações excessivas, medos e rituais.

Psicomotricidade e vontade

Observar se a criança está hiperativa, inquieta, apresentando tiques. Também como está o seu comportamento: é adequado ao contexto, qual a capacidade de modulá-lo, há presença de impulsividade e de estereotipias?

RELAÇÃO COM A REALIDADE

Insight

Percepção de suas próprias dificuldades e capacidades.

Sensopercepção

Ter em mente que as alucinações são muito raras em crianças menores de 10 anos.

Pensamento e juízo da realidade

As crianças aprendem a apresentar ao seu interlocutor seus pensamentos de forma lógica e coerente desde a idade pré-escolar, de acordo com seu desenvolvimento e suas capacidades cognitivas, linguísticas e pragmáticas. Importante também avaliar a capacidade da criança de discriminar realidade e fantasia.

SOBRE A CONFIDENCIALIDADE

Conforme já mencionado, os limites da confidencialidade devem ser definidos com os pais e a criança no início da avaliação. Deve-se discutir em que medida as comunicações entre os pais e o clínico serão compartilhadas com a criança. Se o clínico necessita dividir informações da criança com os pais, alguma negociação pode ser realizada. Pode-se inicialmente incentivar a criança a conversar com os pais, sozinha ou juntamente com o entrevistador. Se isso não for possível, recomenda-se que o avaliador explique para a criança por que ele necessita partilhar certa informação com os pais e o que irá ser comunicado.

CONCLUINDO A AVALIAÇÃO

Recomenda-se iniciar a entrevista devolutiva, isto é, a consulta onde os pais receberão o resultado do processo de avaliação, com o avaliador retomando as motivações da procura pela avaliação e, em seguida, passando pela descrição das capacidades da criança (inteligência, sociabilidade, capacidades motoras, cognitivas, etc.) e dos pais, a fim de criar um clima mais favorável para, em seguida, passar a descrever as dificuldades da criança, a formulação diagnóstica e a recomendação de um projeto terapêutico. A linguagem deve ser clara e preferencialmente exemplificada a partir de vinhetas vindas das entrevistas, testagens e avaliações, dando oportunidade aos pais para exporem suas ansiedades, dúvidas e angústias. Finalmente, as opções terapêuticas e recomendações devem ser apresentadas e discutidas com os pais e cuidadores.

REFERÊNCIAS

1. King RA. Practice parameters for the psychiatric assessment of chid and adolescentes. American Academy of Child and Adolescent Psychiatry. J Am Acad Child Adolesc Psychiatry. 1997;36(10 Suppl):4-20S.
2. Scivoletto S, Silva TF, Celeri EHRV. Avaliação clínica e formulação diagnóstica de crianças e adolescentes. In: Polanczyk GV, Lamberte MTMR, coordenadores. Psiquiatria da infância e adolescência. Barueri: Manole; 2012. p. 30-39.
3. Rutter M, Taylor E. Clinical assessment and diagnostic formulation. In: Rutter M, Bishop D, Pine D, Scott S, Stevenson J, Taylor E, et al., editors. Child and adolescent psychiatry. 5th ed. Oxford: Blackwell; 2008. p. 42-58.

Avaliação psiquiátrica do uso de substâncias psicoativas

Renata Cruz Soares de Azevedo

O uso de substâncias psicoativas (SPAs) acompanha o ser humano há milênios, ora visto como manifestação sobrenatural, por vezes encarado como pecado, em diferentes momentos reconhecido como recurso terapêutico, majoritariamente associado a prazer e, a partir do século XIX, formas de consumo passaram a ser vistas como doenças. Essas múltiplas interpretações, não excludentes entre si, são moldadas, entre outros aspectos, pelas informações a respeito das substâncias e pelo momento histórico em que se inserem.

O conhecimento acerca da avaliação de pessoas que utilizam SPAs é muito relevante na prática médica cotidiana, em diferentes espaços de tratamento e para diversas especialidades. Em torno de 10% dos atendimentos de urgência têm relação direta ou indireta com o uso de substâncias, em função de acidentes, traumas, intoxicações, abstinência e descompensações clínicas decorrentes do uso.[1] O tabagismo é a principal causa de morte evitável no mundo, contribuindo na gênese ou agravamento das principais doenças crônicas não transmissíveis (cardiovasculares, respiratórias e câncer) associadas a morbimortalidade.[2]

O uso nocivo de drogas lícitas e ilícitas pode comprometer vários sistemas do organismo, gera comorbidades clínicas e psiquiátricas e tem apresentações específicas em subgrupos populacionais. Além disso, a abordagem do uso abusivo de SPAs impacta fortemente na diminuição da morbimortalidade da população. A despeito disso, o estigma que acompanha o tema dificulta que ele seja referido pelo paciente como queixa, promovendo baixa taxa de detecção por profissionais da saúde e, consequentemente, pouca abordagem. Estima-se que o tempo médio entre o primeiro problema relacionado ao uso de substâncias e a primeira intervenção profissional seja de cinco anos. A demora para o início do tratamento e a terapêutica inadequada pioram o prognóstico e reforçam a ideia de que esses pacientes têm difícil recuperação.[3]

Sendo esta uma obra destinada à semiologia psiquiátrica, e este capítulo especificamente à avaliação das manifestações psíquicas no campo do consumo de SPAs, são apresentados inicialmente alguns pontos que contextualizam e conceituam aspectos que ajudam o estudante de medicina e o médico a situarem as dimensões a serem avaliadas.

SUBSTÂNCIAS PSICOATIVAS

As SPAs, também chamadas de drogas psicoativas ou psicotrópicas, de abuso, narcóticas, entre outros termos, são aquelas que agem direta ou indiretamente nas vias dopaminérgicas do sistema de recompensa cerebral (SRC). As conexões desse sistema envolvem a substância negra e a área tegmentar ventral, onde os corpos celulares que produzem dopamina (DA) estão localizados. Esses corpos se projetam para o *núcleo accumbens*, que faz parte do sistema límbico, no qual há aumento no nível de DA na presença de SPA. Além desse circuito, estão envolvidos também regiões relacionadas a motivação (córtex orbitofrontal), memória e aprendizagem (amígdala e hipocampo) e controle e planejamento (córtex pré-frontal e giro do cíngulo anterior). O sistema dopaminérgico mesolímbico tem importante papel na motivação de comportamentos, e a sua estimulação produz sensação de bem-estar e euforia.[4]

As SPAs podem ser classificadas de diversas formas, sendo aqui destacadas, por razões didáticas, como conhecimentos necessários ao profissional da saúde, a classificação **jurídica** e a classificação segundo a **ação principal no sistema nervoso central** (SNC).

A primeira divide as substâncias em lícitas e ilícitas, e, embora essa dicotomia possa parecer objetiva, há em seu detalhamento uma série de elementos a serem analisados. O primeiro deles é o fato de que há uma considerável variabilidade no *status* legal de diversas substâncias globalmente, o que aponta diferenças culturais na compreensão das implicações da decisão de manter uma droga categorizada como lícita ou ilícita, sendo o exemplo mais evidente na atualidade a *cannabis*. Além disso, deve-se observar que mesmo substâncias consideradas lícitas possuem restrições em seu uso – por exemplo, o uso de bebidas alcoólicas no trânsito, o consumo de tabaco em ambientes fechados e a necessidade de receitas especiais para fármacos com potencial dependogênico. Embora esse seja um tópico interessante, não é o objetivo deste capítulo aprofundá-lo, sendo suficiente apontar que, no Brasil, as substâncias consideradas lícitas (ainda que submetidas a leis que regulamentam o seu uso) são as bebidas alcoólicas, o tabaco em suas diferentes formas e algumas medicações psicoativas. As demais substâncias (cocaína, heroína, drogas sintéticas de ação variada e canábicos) são consideradas ilícitas. No momento, há discussões no país sobre a legislação envolvendo substâncias derivadas da *cannabis* e alucinógenos para uso terapêutico que devem ser acompanhadas para atualização do profissional de saúde.

A segunda forma de classificação das SPAs aqui destacada é a referente à sua principal ação no SNC, como apresentado no **Quadro 5.1**, que auxilia nas pistas clínicas para diagnóstico e condução dos atendimentos.

O desvelamento, ainda que parcial, desses mecanismos auxiliou na compreensão de um dos elementos centrais no estabelecimento da relação do indivíduo com o uso de SPAs – a experiência prazerosa – e, em alguma me-

Quadro 5.1

Ação principal das substâncias psicoativas no sistema nervoso central

CLASSE	DEPRESSORAS	ESTIMULANTES	PERTURBADORAS
Ação	Diminuem a atividade mental, reduzindo o tônus psíquico. Possuem importante capacidade de adaptação física (tolerância e abstinência)	Potencializam a atividade mental, acelerando determinados sistemas neuronais	Modificam qualitativamente o funcionamento mental, podendo produzir alterações sensoperceptivas
Exemplos	Álcool; opiáceos/opioides (codeína, morfina, heroína, oxicodona, metadona); ansiolíticos (benzodiazepínicos); solventes (lança perfume, colas)	Anfetaminas, cocaína, cafeína, taurina, nicotina, *ecstasy* (MDMA)	*Cannabis*; vegetais alucinógenos (cogumelos, jurema, caapi, chacrona); LSD

LSD, dietilamida do ácido lisérgico; MDMA, metilenodioximetanfetamina.

dida, tem contribuído para a redução do estigma que associa pessoas com o uso problemático de SPAs a problemas de caráter, fraqueza ou criminalidade. Embora a compreensão desses mecanismos tenha sido muito relevante, sabe-se que o consumo de substâncias apresenta grande variabilidade individual, evidenciando que outras variáveis compõem a complexa equação que resulta nos diversos padrões de uso e suas consequências.

Os elementos envolvidos nessa relação concorrem como fatores de risco e proteção, que interagem aumentando ou reduzindo a chance de iniciação, manutenção e agravamento do uso. Entre os componentes relacionados à experimentação, destacam-se:

- fatores individuais (busca de emoções, habilidades relacionadas a autocontrole e assertividade deficitárias, morbidades psiquiátricas, predisposição genética);
- fatores familiares (uso de substâncias, baixo monitoramento, estilo parental negligente);
- influências ambientais (disponibilidade de SPAs, valores, normas e rede de pares que estimulam o uso);
- vulnerabilidade social.

A manutenção do uso inclui fatores **ambientais** (social, familiar, rede de apoio, perspectiva de futuro), **pessoais** (genéticos, comorbidades, estruturação psíquica, mecanismos cerebrais, personalidade, relação com o mundo, biografia) e **relacionados à(s) substância(s)**. À medida que o uso se insere na vida do indivíduo, uma série de modificações psíquicas, físicas e comportamentais podem ocorrer, levando ao desenvolvimento de problemas relacionados ao consumo.

DADOS EPIDEMIOLÓGICOS

Os números relacionados ao consumo de SPAs apresentam considerável variabilidade geográfica, cultural, etária, entre os sexos, legal e, de particular interesse, do contexto onde o dado foi colhido, sendo muito mais elevados em amostras clínicas. Além disso, podem ser interpretados de diferentes formas, considerando o recorte da população estudada e, por que não dizer, as concepções do leitor, posto que, em se tratando do uso de drogas, o mesmo dado pode ser utilizado para justificar diversas posições acerca da gravidade da situação. Isso torna particularmente importante que o profissional da saúde tenha um panorama do consumo a partir de fontes confiáveis, para formar uma visão sobre o seu contexto.

As SPAs mais consumidas globalmente são as lícitas, com destaque para o álcool, o tabaco e alguns medicamentos. As taxas de uso populacional de álcool atingem 60%, e as de dependência, 10%, a despeito de algumas poucas variações geográficas. O uso de tabaco em suas diferentes formas, com destaque para o consumo na forma de cigarros industrializados, atinge uma média mundial de 20%, lembrando que, embora o tabagismo tenha reduzido globalmente (de forma desigual, por exemplo, com as taxas mais elevadas no Sudeste Asiático e mais baixas na África), as taxas populacionais médias ainda são preocupantes.

Informações do Relatório Mundial sobre Drogas 2020 da United Nations Office on Drugs and Crime (UNODC)[5] apontam que 269 milhões de pessoas (aproximadamente 5,5% da população) usaram drogas ilícitas no mundo em 2018, aumento de 30% em comparação com 2009. Apesar de esse aumento ser devido, em parte, a um crescimento de 10% da população mundial na faixa etária analisada, os dados mostram uma maior prevalência do uso de opioides na África, na Ásia, na Europa e na América do Norte, e do uso de maconha na América do Norte, na América do Sul e na Ásia. Além disso, mais de 35 milhões de pessoas sofrem por transtornos relacionados ao uso de drogas e, dessas, apenas 1 em cada 7 recebe tratamento. O relatório destacou ainda que a *cannabis* continua a ser a droga ilícita mais usada no mundo, com estimativa de 192 milhões de usuários; houve aumento na produção de cocaína e de um grande número de novas substâncias psicoativas. O uso de drogas aumentou muito mais rapidamente nos países em desenvolvimento do que nos países desenvolvidos durante o período de 2000 a 2018.[5]

Os dados epidemiológicos disponíveis no Brasil ainda são insuficientes para responder, de forma consistente, sobre os diversos aspectos necessários ao estabelecimento de políticas públicas locais. Todavia, um corpo de conhecimento tem sido construído, com destaque para pesquisas em subgrupos de interesse (escolares, universitários, pessoas em situação de rua, locais de tratamento) e alguns estudos de base populacional compondo o cenário. O Brasil apresenta taxas elevadas de dependência (12%) e problemas associados (15%) ao álcool; é considerado um *case* de sucesso com relação às taxas de tabagismo, com média nacional em torno de 10% da população; corrobora dados internacionais sobre aproximação na prevalência de uso e dependência entre homens e mulheres para várias substâncias, particularmente entre jovens, destacando-se o crescimento na busca por atendimento decorrente do uso de *crack* e uma rede de cuidados insuficiente.

Considerando tratar-se de um livro destinado também a graduandos, será apresentado brevemente um panorama do uso nesta população, tendo por base o "I Levantamento nacional sobre o uso de álcool, tabaco e outras drogas entre universitários das 27 capitais brasileiras"[6] e pesquisa realizada na Universidade Estadual de Campinas (Unicamp).[7]

Entre universitários, 48,7% informaram já ter usado drogas ilícitas na vida, taxa bem superior a pessoas da mesma faixa etária fora da universidade. Maconha foi a SPA mais usada, seguida por anfetaminas, tranquilizantes, solventes e alucinógenos. Um em cada quatro universitários informaram o uso de mais de uma SPA no último ano e, desses, 37% usaram-nas simultaneamente. Maconha foi a SPA mais frequentemente associada ao álcool entre homens, e entre mulheres a combinação mais comum foi de álcool com medicamentos.[8] Dados sobre estudantes da Unicamp apontaram prevalência de uso de risco de bebidas alcoólicas de 24%, sendo 35% em homens e 15% em mulheres.[8] O uso de SPAs por universitários tem sido associado a maiores chances de faltas às aulas, má qualidade do sono, prejuízos acadêmicos, estresse, acidentes automobilísticos, violência, comportamento sexual de risco e diminuição da expectativa de vida.

PADRÕES DE USO DE SUBSTÂNCIAS PSICOATIVAS

Existe uma grande variabilidade na relação que pode ser estabelecida entre um indivíduo e o uso de uma ou mais SPAs ao longo da vida. Embora, em diversas situações, possa ser descrito um *continuum*, que tem em um extremo o não uso e no oposto os casos de síndrome de dependência grave, a evolução de um padrão de uso decorre, como mencionado anteriormente, de características do indivíduo (biográficas e biológicas), do meio (momento histórico, rede de apoio familiar e social) e da substância (potencial dependogênico, disponibilidade, efeito buscado pelo usuário). Além disso, é importante destacar que a amplitude do espectro dos padrões de uso difere muito entre as substâncias, sendo o álcool a substância com maior flexibilidade de padrões e o tabaco com menor variabilidade, posto que, na maioria das vezes, quando há consumo de cigarros, há dependência (tabagismo).

A conceituação dos principais quadros clínicos relacionados ao uso de SPAs descritos a seguir refere-se aos critérios operacionais atuais.[9-11] Considerando o grande número de SPAs e a possibilidade de uso simultâneo (policonsumo), é fundamental que a situação clínica em avaliação considere a(s) substância(s) utilizada(s) ou minimamente a classe da droga (ver Quadro 5.1), por meio das informações colhidas com o paciente e acompanhantes, manifestações clínicas e, se necessário, *screening* toxicológico.

▶ PRINCIPAIS QUADROS CLÍNICOS RELACIONADOS AO USO DE SUBSTÂNCIAS PSICOATIVAS

TRANSTORNOS INDUZIDOS POR SUBSTÂNCIAS

- Intoxicação: quadro transitório resultante do uso de SPAs, em geral em elevada quantidade e/ou em curto espaço de tempo, gerando alterações comportamentais e/ou físicas compatíveis com a(s) substância(s) utilizada(s).
- Estado de abstinência: conjunto de sintomas físicos e/ou psíquicos, compatíveis com a substância utilizada, de gravidade variável, que ocorrem na suspensão total ou parcial do uso de uma SPA que vinha sendo consumida por longo período e/ou em altas quantidades.
- Quadros psicóticos, de humor, ansiedade, sono e outros decorrentes do uso (descritos em seus respectivos capítulos), iniciados na vigência do uso de SPAs.

TRANSTORNO POR USO DE SUBSTÂNCIAS

- Uso nocivo (padrão de consumo que está causando dano físico e/ou mental, sem a gravidade de um quadro de dependência).
- Síndrome de dependência/transtorno por uso de substâncias (TUS): representa um padrão patológico de comportamento relacionado ao uso de SPAs, a ser avaliado em um *continuum* de gravidade a partir do número de sintomas de qualquer dos agrupamentos descritos no Quadro 5.2 (3, leve; 4-5, moderado; e ≥ a 6, grave).

Quadro 5.2

Agrupamentos dos critérios diagnósticos do transtorno por uso de substâncias

BAIXO CONTROLE	PREJUÍZO SOCIAL	USO ARRISCADO	FARMACOLÓGICOS
Uso em quantidade ou período maior do que o pretendido	Uso recorrente resultando no fracasso de desempenhar atividades sociais, ocupacionais ou familiares	Uso recorrente em situações que envolvem risco físico	Tolerância
Desejo persistente de reduzir e incapacidade de controlar o uso	Manutenção do uso apesar de problemas sociais ou interpessoais relacionados ao consumo	Manutenção do uso apesar de ciência de problema físico e/ou psíquico relacionado ao consumo	Abstinência
Gasto importante de tempo em atividades para obter e para se recuperar do uso da substância	Atividades sociais, profissionais ou recreativas importantes comprometidas pelo uso		
Fissura			

AVALIAÇÃO SEMIOLÓGICA DO USO DE SUBSTÂNCIAS PSICOATIVAS

A partir da apropriação das informações apresentadas, é importante realizar uma avaliação singularizada, com a habilidade de reconhecer as sutilezas do relacionamento entre a pessoa e sua forma de consumo de SPA, particularmente para a análise de possível quadro de dependência. O conceito de síndrome presume que nem todos os elementos estarão presentes em todos os casos, mas o quadro é suficientemente regular e coerente para permitir seu reconhecimento entre síndrome e não síndrome. Além disso, deve-se avaliar como as manifestações da síndrome são moldadas pela personalidade, influências ambientais e culturais e posteriormente estabelecer graus de gravidade.[12]

Esse trajeto se inicia no contato do estudante ou profissional interessado em avaliar um paciente em diferentes contextos clínicos, tem como meio a entrevista com o paciente e outras pessoas que possam trazer informações relevantes, complementadas pela avaliação do estado mental, e, como fim, o estabelecimento de um diagnóstico ao menos sindrômico visando construir uma proposta de cuidado.

Para isso, alguns dados são fundamentais na **anamnese**:

- Motivo do atendimento e seu detalhamento, tentando estabelecer o papel do uso de SPAs na queixa do paciente;
- História de uso de SPAs (a que motivou o atendimento, além da idade de início de consumo de cada SPA, drogas utilizadas e de escolha);
- Padrão de uso (quantidade, frequência, uso alternado/concomitante, consumo contínuo ou intermitente);
- Fatores psíquicos, físicos, sociais e ambientais reforçadores (gatilhos) e atenuadores do uso;
- Avaliação sobre fissura (vontade intensa, compulsão para usar), em geral desencadeada por pistas externas (como ter dinheiro, ver alguém usando) ou internas (frustração, euforia);
- Períodos e sintomas de abstinência;
- História de tratamentos;
- Consequências (sociais, legais, comorbidades, outras) relacionadas ao uso e de que forma são percebidas pelo paciente;
- Razões para busca e motivação para tratamento neste momento.

É interessante observar que a entrevista não apenas traz elementos que auxiliam na construção da hipótese diagnóstica, mas também revela subsídios para a elaboração do plano de tratamento, ao localizar os focos de dificuldade e expectativa do paciente.

Além disso, é importante contextualizar a avaliação, pois, embora algumas informações sejam necessárias a um bom estabelecimento diagnóstico, um atendimento em um serviço de urgência tem objetivos diferentes do que um realizado na atenção básica, num serviço especializado ou num contexto de internação. Sendo assim, é fundamental definir se é necessário um tratamento de emergência por problema agudo; identificar complicações clínicas, sociais ou psíquicas que requeiram abordagem ágil; investigar sintomas e comorbidades psiquiátricas e clínicas; avaliar e promover motivação do indivíduo para mudança; determinar e facilitar o acesso ao nível de atenção necessário.

Quando o contexto de atendimento permitir, é de grande ajuda tentar estabelecer vínculo com o paciente e, se possível, com sua rede de apoio; explorar o contexto e motivos que levaram ao uso problemático de substâncias; avaliar a existência e a importância de apoio familiar e rede social; e elaborar com o paciente os objetivos compartilhados quanto ao tratamento.

Considerando a relevância clínica e epidemiológica do uso de tabaco e bebidas alcoólicas nos ambientes de diversas especialidades e contextos clínicos, são destacados alguns aspectos específicos na avaliação de tabagistas e usuários de risco de álcool.

Na avaliação do **tabagista**, é importante analisar:[13]

- História tabágica;
- Tentativas anteriores de cessação e razões de fracasso para construir uma estratégia que não repita erros;
- Apoio e dificuldades sociais (incentivo, pressão, residir com outros tabagistas);
- Morbidades ou sintomas físicos e/ou psiquiátricos que interferem no planejamento de um tratamento;
- Avaliação de percepção de fissura e mecanismos de enfrentamento que têm sido utilizados para otimizá-los, se necessário;
- Avaliar os temores do tabagista (particularmente ganho de peso e fracasso);
- Situações de risco;
- Grau de motivação para cessar o tabagismo;
- Grau de dependência pelo teste de Fargestrom.

Na avaliação de pessoas com possível uso de risco de **bebidas alcoólicas**, além dos elementos comuns às demais SPAs apresentados, deve-se estimar o risco de síndrome de abstinência se o paciente ou a circunstância clínica (p. ex., internação para procedimento) for precedida de parada abrupta do consumo. É relevante indagar sobre antecedente de síndrome de abstinência (irritabilidade, insônia, confusão mental, crises convulsivas, *delirium*), alcoolemia elevada sem sinais de intoxicação, uso concomitante de outros depressores do SNC (principalmente benzodiazepínicos) e desnutrição.

Além dos aspectos semiológicos apontados, alguns elementos enriquecem a avaliação de pessoas com problemas relacionados ao uso de SPAs e simultaneamente auxiliam na construção da proposta de tratamento. São eles:

- **Avaliação da presença de sintomas e comorbidades psiquiátricas:** há relações de causalidade comum e bidirecionais entre o uso problemático de SPAs e outros transtornos mentais, sendo a coocorrência muito frequente. Isso por vezes dificulta o diagnóstico, posto que sintomas de intoxicação e abstinência podem ser indistinguíveis de quadros psiquiátricos primários, como uma crise de ansiedade, um episódio maníaco ou um surto psicótico. Apesar de serem muito frequentes, na maioria das vezes são subdiagnosticados e consequentemente mal abordados, uma vez que sua correta detecção reorganiza a proposta de cuidado. Além disso, é importante destacar que mesmo um padrão de uso de baixo risco pode comprometer outros transtornos mentais, além dos riscos associados ao uso concomitante de SPAs com medicações psiquiátricas.
- **Policonsumo:** embora para a maioria das pessoas que desenvolvem um quadro de dependência química haja uma SPA de escolha, o consumo de diferentes substâncias em um mesmo episódio de uso ou alternadamente é muito frequente. Isso pode ocorrer por inúmeras razões, entre elas a disponibilidade no contexto do usuário, a tentativa de maximização de sensações psicoativas prazerosas ou a minimização de efeitos relacionados à intoxicação e abstinência. As múltiplas combinações produzem apresentações clínicas atípicas, requerendo cuidado no manejo em serviços de urgência e devem ser consideradas na proposta de tratamento farmacológico e não farmacológico. É fundamental, ao constatar esse padrão de uso, que o profissional oriente o paciente sobre os riscos adicionais do policonsumo.
- **Avaliação da motivação e da ambivalência:** é difícil ajudar alguém que ainda não percebeu (ou tenta não perceber) que precisa de ajuda, e quando o problema é o consumo de SPAs, que envolve a manutenção de comportamentos associados a prazer ou a evitação de desprazer, o reconhecimento da ambivalência e do **estágio motivacional (EM)**[14] do paciente são fundamentais para um estabelecimento franco e compartilhado das metas de curto e médio prazo. Os EMs são didaticamente representados como uma espiral, apontando seu componente dinâmico, e não estático. Assim, uma pessoa *está* e não é mais ou menos motivada para rever sua relação com o uso de drogas,

sendo facultado ao profissional utilizar estratégias de estímulo motivacional. Os estágios oscilam, dinamicamente, entre **pré-contemplação** (pouca ou nenhuma preocupação com os problemas associados ao uso), passando por **contemplação** (se preocupa com o consumo, porém ainda tem ambivalência e não apresenta um plano para modificar o comportamento), **determinação** (reconhece que tem um problema relacionado ao uso de SPAs, mas ainda não fez mudanças), **ação** (algumas atitudes para lidar com os problemas relacionados ao uso começam a ser realizadas, entre elas buscar ajuda e iniciar tratamento), até a **manutenção** (já houve uma importante e consistente mudança na sua relação com a substância, o risco de recaída está menor, e os objetivos iniciais do tratamento devem ser revistos periodicamente). Além desses, pode haver uma **recaída** (o uso parecia sob controle, mas voltou a consumir e frequentemente está se sentindo desanimado e envergonhado). Quando a recaída acontece é importante não desistir, entender o que aconteceu, aprender com a experiência e rever o plano de tratamento. A avaliação da motivação e da ambivalência pode ser iniciada ao perguntar ao paciente se ele acha que o uso de SPAs o está atrapalhando de alguma forma e, a partir de sua resposta, adequar a abordagem ao seu EM. Portanto, para pacientes em pré-contemplação, a função do atendimento é fornecer-lhes dados, se possível relacionados ao problema de saúde que gerou o atendimento, para que eles reflitam, caminhando para o próximo EM, e assim sucessivamente.

- **Avaliação de grupos específicos:** como apontado anteriormente, a avaliação precisa ser individualizada, portanto, populações especiais, como crianças e adolescentes (para os quais o uso frequentemente tem um importante caráter de aceitação por pares e está associado a prejuízos ao neurodesenvolvimento e maior associação com comorbidade psiquiátrica e desenvolvimento de dependência) ou gestantes (que tendem a minimizar o consumo em função do julgamento moral que lhes é imposto, requerendo habilidade e empatia na coleta da informação e disponibilidade de ajuda), assim como pessoas com comorbidades físicas ou mentais, mulheres, pessoas em situação de rua, profissionais da saúde, entre outros, reforçam a importância de utilizar o conhecimento amplo no campo das dependências de forma particularizada e adaptada às necessidades de cada pessoa.
- **Avaliação de saúde geral:** o uso particularmente frequente e em altas doses de SPAs repercute em diversos sistemas do organismo, portanto a avaliação

deve incluir, além do exame físico, exames complementares pertinentes ao quadro do paciente e os inseridos no protocolo de avaliação de usuários de risco de SPAs: hemograma, eletrólitos (Ca, Mg, Na, K), perfil hepático, coagulograma, albumina e proteína total, ureia, creatinina, amilase, perfil lipídico, glicemia, ácido fólico, vitamina B, ácido úrico, sorologias (HIV, hepatites, sífilis) e, se indicado eletrocardiograma, eletrencefalograma e raio X de tórax. Em situações em que há necessidade de esclarecimento sobre o uso de SPAs, pode ser solicitado exame toxicológico no sangue e na saliva (nas primeiras horas) e na urina.

▶ EXAME DO ESTADO MENTAL

A avaliação do exame do estado mental em pessoas com uso de risco de SPAs segue a mesma lógica dos demais quadros psicopatológicos, com a ressalva de que há uma maior variabilidade nos achados, posto que as alterações dependerão não apenas da situação clínica no momento da avaliação (intoxicação, dependência, síndrome de abstinência, quadros induzidos), como também da(s) substância(s) utilizada(s). Embora a **síndrome de dependência** seja considerada uma "patologia da vontade", no sentido de que ocorre uma redução no controle do comportamento voluntário, desregulação emocional, reatividade ao estresse, impulsividade, dificuldade de resistir à fissura e, consequentemente, um padrão compulsivo de uso, essas alterações são mais evidenciadas na coleta de dados na entrevista com o paciente e outros informantes do que propriamente observadas no exame psíquico. Os **quadros psicopatológicos induzidos** (ansiosos, depressivos, maníacos, psicóticos, cognitivos ou do sono) têm uma apresentação clínica semelhante aos pertinentes a esses transtornos, todavia, há evidências, a partir da história, do exame físico ou achados laboratoriais, de que se desenvolveram em período de até 1 mês de uso, intoxicação ou abstinência de SPA e não são mais bem explicados por um transtorno mental prévio.

A despeito de um corpo robusto de conhecimento na área, há ainda muitas barreiras no estabelecimento diagnóstico dos problemas relacionados ao uso de SPAs, entre elas o profissional não saber o que está procurando; a falta de observância de sinais e sintomas indicativos; a pouca habilidade e treinamento na abordagem do tema; não saber o que fazer com os casos positivos; além de pessimismo e culpabilização dos usuários por parte de profissionais da saúde.

CONSIDERAÇÕES FINAIS

O objetivo deste capítulo é desmistificar alguns desses pontos e contribuir com informações para que o estudante de medicina, o médico de diversas especialidades e os demais profissionais da saúde reconheçam que:

- Qualquer atendimento de saúde deve ser uma oportunidade para avaliar a possibilidade de uso de risco de SPAs;
- A partir do reconhecimento do uso, deve-se empreender medidas pareadas à gravidade do quadro;
- Ao observar os EMs iniciais, deve-se usar empatia, argumentos científicos e remoção de obstáculos para transformar resistência em possibilidade ⇒ decisão ⇒ ação ⇒ oferecimento de auxílio terapêutico;
- Deve-se ter um mapeamento da rede de cuidado em dependência química em seu território, realizando, se necessário, encaminhamento qualificado para a rede de saúde e complementar (p. ex., grupos de ajuda mútua);
- Deve-se estar ciente de que há uma multiplicidade de enfoques (individuais, grupais, psicoterápicos, socioterápicos, farmacológicos, entre outros) e *setttings* de abordagem (prevenção em ambiente familiar e escolar, inserida na atenção básica, serviços ambulatoriais especializados, centro de atenção psicossocial [CAPS], locais de internação) a serem adaptados às necessidades e possibilidades de cada indivíduo;
- A internação, se necessária, deve ser inserida em um amplo plano de cuidados longitudinais e deve ser indicada com objetivos específicos, como esclarecimento diagnóstico; síndrome de abstinência grave; fissura incontrolável; falha recorrente no seguimento; risco de suicídio ou de hetero/autoagressão; comorbidades com indicação de tratamento em ambiente hospitalar e precariedade/ausência de rede de apoio social. É importante que o profissional desmistifique o papel da internação, frequentemente interpretado pela família e pelo paciente como central no tratamento, demonstrando com dados o seu importante, porém restrito, lugar na linha de cuidado.

Finalizando, a semiologia no campo dos problemas relacionados ao uso de SPAs deve incluir os dados coletados com o paciente e familiares/rede de apoio, as observações feitas no exame do estado mental, o estabelecimento diagnóstico das situações clínicas envolvendo o uso de substâncias e outras relacionadas e a compreensão da dinâmica que envolve o indivíduo. Assim, objetiva-se estabelecer um plano terapêutico levando em conta: esclarecimento e orientação ao paciente e familiares acerca do diagnóstico, alternativas de tratamento, prognóstico e medidas a serem implementadas para a construção de um projeto global de seguimento, com metas compartilhadas e periodicamente reavaliadas e readequadas às necessidades de cada paciente e seu contexto.

REFERÊNCIAS

1. Oliveira KD, Fraga GP, Baracat ECE, Morcillo AM, Lanaro R, Costa JL, et al. Prevalence of cocaine and derivates in blood and urine samples of trauma patients and correlation with injury severity: a prospective observational study. Eur J Trauma Emerg Surg. 2019;45(1):159-65.
2. Centers for Disease Control and Prevention. Health effects of cigarette smoking [Internet]. London: CDC; 2020 [capturado em 16 ago. 2021]. Disponível em: https://www.cdc.gov/tobacco/data_statistics/fact_sheets/health_effects/effects_cig_smoking/index.htm.
3. Cleary PD, Miller M, Bush BT, Warburg MM, Delbanco TL, Aronson MD. Prevalence and recognition of alcohol abuse in primary care population. Am J Med. 1988;85(4):466- 71.
4. Ornell F, Von Diemen L, Kessler FHP. Bases biológicas dos transtornos relacionados ao uso de substâncias. In: Quevedo J, Izquierdo I, organizadores. Neurobiologia dos transtornos psiquiátricos. Porto Alegre: Artmed; 2020.
5. Unite nations Office on Drugs and Crime. World drug report 2020. Vienna: UNODC; 2020.
6. Andrade AG, Duarte PCAV, Oliveira LG, organizadores. I levantamento nacional sobre o uso de álcool, tabaco e outras drogas entre universitários das 27 capitais brasileiras. Brasília: SENAD; 2010.
7. Santos Jr A, Neves MCC, Azevedo RCS, Banzato CEM, Dantas CR, Oliveira MLC, et al. Hazardous use of alcohol among undergraduate students at a public university. Arch Clin Psychiatry. 2014;41(6):150-5.
8. Oliveira LG, Alberghini DG, Santos B, Andrade AG. Polydrug use among college students in Brazil: a nationwide survey. Rev Bras Psiquiatr. 2013;35(3):221-230.
9. American Psychiatric Association. Manual diagnóstico e estatístico de transtornos mentais: DSM-5. 5. ed. Porto Alegre: Artmed; 2014.
10. Organização Mundial da Saúde. Classificação de transtornos mentais e de comportamento da CID-10: descrições clínicas e diretrizes diagnósticas. Porto Alegre: Artmed; 1993.
11. World Health Organization. ICD-11 for mortality and morbidity statistics. Geneva: WHO; 2021.
12. Azevedo RCS, Oliveira KD. Dependência de substâncias psicoativa: conceitos e abordagem. In: Botega NJ, organizador. Prática psiquiátrica no hospital geral: interconsulta e emergência. 4. ed. Porto Alegre: Artmed; 2017.
13. Pietrobon RC, Barbisan JN, Manfroi WC. Utilização do teste de dependência à nicotina de Fagerström como um instrumento de medida do grau de dependência. Rev HCPA. 2007;27(3):31-6.
14. Prochaska JO, DiClemente CC. Stages and processes of self-change of smoking toward an integrative model of change. J Consult Clin Psychol. 1983;51(3):390-5.

Relações entre doenças físicas e transtornos psiquiátricos

Amilton dos Santos Júnior

A observação geral de um indivíduo pode sugerir, mesmo antes da anamnese, diversos elementos que informam sobre aspectos físicos e psicopatológicos relevantes para o caso.

Diferentemente do dito popular, em medicina, a primeira impressão nem sempre "é a que fica". Ainda assim, é muito importante reconhecer alguns de seus aspectos, uma vez que, durante todo o exame clínico, as perguntas feitas nas entrevistas e o direcionamento dos exames físico e do estado mental podem ser um embate entre confirmar ou refutar a primeira impressão que aspectos do paciente causam no entrevistador. Há quem diga que essa primeira impressão ocorra já nos primeiros minutos da consulta. Todavia, acredita-se que ela seja ainda mais precoce, pois, antes mesmo de seu início, é possível a observação de diversos elementos relevantes. Os próximos parágrafos exemplificam a importância dessa primeira "leitura" do paciente.

Ao olhar um paciente pela primeira vez, talvez o examinador iniciante não seja capaz de perceber claramente que está avaliando alguns aspectos que, com a prática e o estudo, poderá gradualmente observar de forma sistemática, compreendendo seu significado. Vários "detalhes" do paciente serão notados simplesmente ao mirá-lo pela primeira vez, como seu tamanho e forma corporal. Saber se o indivíduo tem obesidade ou emagrecimento importantes, alturas muito acima ou abaixo da média de sua idade e sexo biológico, ocorrência de gestação em fases mais avançadas, deformidades físicas ou fácies sugestivas de determinadas síndromes genéticas fornecem pistas iniciais para uma avaliação integrada.

Além disso, também é possível estimar a idade aparente, tanto mais relevante quanto mais ela se distanciar da real idade cronológica, o que pode indicar doenças crônicas, físicas e/ou psiquiátricas. Também são verificadas a coloração e textura da pele do paciente, unhas, mucosas, cabelos e outros fâneros, além de uma percepção preliminar sobre seu asseio pessoal. Odores corporais fétidos e determinados hálitos podem indicar jejum prolongado, uso de álcool ou tabaco, perda de controle esfincteriano ou higiene oral inadequada.[1,2]

As vestimentas e a possível presença de determinados adereços corporais, maquiagens, tatuagens, machucados, cicatrizes e outras marcas corporais observáveis também apontam para determinadas situações e aspectos da identidade, bem como estimativas de nível socioeconômico, religião e outros elementos da cultura do indivíduo e de sua rede de apoio. Algumas tatuagens, por exemplo, transmitem mensagens não explícitas, mas que expressam identificações codificadas por determinados grupos, "tribos" – algo comum entre adolescentes – ou até facções criminosas. Outros pacientes podem ter múltiplas marcas de agulhas, indicando uso de drogas injetáveis.[3]

Pacientes com extremidades cianóticas podem estar intoxicados com algumas medicações específicas, acidental ou propositadamente, como após uma tentativa de suicídio. Também podem portar determinadas doenças ou simplesmente estarem com frio. Palidez cutânea evidente aponta para quadros anêmicos, enquanto a pletora pode indicar desde uso crônico de álcool até condições hematológicas, como policitemia. A pele amarelada, em um indivíduo etilista, pode indicar doença hepática. Caso não haja antecedente de uso de álcool, há que se considerar a possibilidade de hepatites medicamentosas, que podem ser efeitos colaterais de diversos psicofármacos, ou hepatites virais, muito comuns entre indivíduos com transtornos mentais, comportamentais e por uso de substâncias psicoativas.[3]

O modo como um indivíduo caminha até o consultório, se é que o consegue fazer, também é uma forma de comunicação não verbal. Determinadas alterações na marcha podem indicar, por exemplo, quadros neurológicos, vasculares, psicopatológicos, ortopédicos ou reumatológicos específicos, muitas vezes combinados.[3]

Ao olhar o indivíduo nos olhos, não somente é possível se ter uma ideia do seu estado emocional e do seu engajamento com o ambiente da consulta e com o entrevistador, mas também é possível verificar alguns sinais sugestivos de psicopatologia. Vermelhidão ocular, por exemplo, pode indicar trauma oftalmológico ou irritação dos olhos com determinados cosméticos ou domissanitários, mas também pode ser um dos sinais de intoxicação alcoólica ou por canabinoides. A simples observação da abertura das pupilas também pode ser bastante reveladora: se elas estão punctiformes (miose), o indivíduo pode ter utilizado fármacos opioides ou tentado suicídio com certos pesticidas ou produtos de limpeza. No entanto, se, mesmo em um ambiente claro, as pupilas estão dilatadas (midríase), pode-se pensar no uso de cocaína e outras drogas, principalmente as estimulantes. Pode ser também o efeito adverso de determinados psicofármacos, como antidepressivos tricíclicos. Pupilas de diâmetros desiguais (anisocorias), por sua vez, sugerem quadros físicos patológicos, como traumatismo ou tumores cranianos, aneurismas cerebrais ou inflamação do nervo óptico.[3]

Ao começar a interagir com o paciente, uma nova série de fatores entra em cena na formulação dessa, ainda, "primeira impressão". Ao cumprimentar o paciente, com um aperto de mãos, por exemplo, pode-se ter ideia se ele se sente à vontade com o contexto, bem como ter uma noção da temperatura de suas mãos ou de eventual sudorese, que pode indicar quadros endocrinológicos, como tireotoxicose. A percepção de tremores nas mãos também pode indicar distúrbios tireoidianos, mas também síndromes parkinsonianas e, em pacientes em uso de psicofármacos, sintomas extrapiramidais associados ao uso de antipsicóticos, intoxicação por lítio ou quadros serotoninérgicos induzidos por alguns antidepressivos.[3]

O raciocínio clínico também é direcionado pela verificação de como o indivíduo se movimenta e, nesse caso, com que velocidade, bem como se ele é capaz de falar e expressar-se claramente. Em caso afirmativo, o tom, o timbre e o volume de voz fornecem pistas importantes de possíveis quadros fonoarticulatórios, afasias, sequelas de acidentes vasculares cerebrais ou alterações comportamentais, como exaltações ou inibições. A tartamudez ("gagueira") é um exemplo de inibição da fala, que pode ser característica tanto de pessoas muito fóbicas quanto de indivíduos com doença de Parkinson, entre outras condições. A mímica facial e a gesticulação, por sua vez, podem sugerir determinadas paralisias ou quadros de lentificação psicomotora. Pessoas gravemente deprimidas podem ter a boca curvada para baixo, ausência de sorriso ou um sorriso frágil e "forçado"; também voz baixa, monótona e, por vezes, difícil de ser compreendida. A testa desses indivíduos pode estar muito enrugada, assemelhando-se à letra grega ômega (daí a expressão "ômega da depressão").[4,5]

Em quadros opostos, pelo contrário, como aqueles observados em condições de agitação psicomotora, o indivíduo pode estar inquieto, com atitude global hostil, inclusive com risco para um comportamento agressivo. Sinais de alerta que um paciente pode se tornar violento, independentemente de a causa ser uma doença orgânica (como encefalites ou tumores em regiões cerebrais frontais), uma intoxicação, uma síndrome maníaca ou psicótica incluem a negação, em se sentar, ou sentar-se na ponta da cadeira, não olhando diretamente o examinador, mas, talvez, curvando seu corpo em direção a ele. Além disso, podem ocorrer posturas possivelmente intimidadoras, com o paciente cerrando os lábios, apertando os punhos, apresentando discurso vago ou desconexo, fazendo ameaças e/ou mesmo gritando ou batendo na mesa com as mãos. Em situações como essa, nos primeiros minutos pode ser necessária uma intervenção de urgência, com o apoio de outros membros da equipe para a adoção de uma conduta imediata, a fim de se garantir a segurança do paciente, de outros pacientes e da própria equipe. Nesses casos, é apenas em um momento posterior que a anamnese e o exame mais detalhado poderão ser continuados.[4,5] No **Quadro 6.1** são apresentados mais detalhadamente alguns dados do exame físico que são particularmente importantes para se avaliar indivíduos com transtornos mentais graves (TMGs).

No caso específico de anorexia nervosa, atraso menstrual e amenorreia são comuns, a despeito de fertilidade muitas vezes mantida e, no caso de gestação, com numerosas complicações neonatais. Diversas outras possíveis complicações clínicas podem ocorrer em pacientes com anorexia nervosa grave, em que a caquexia assemelha-se muito a uma síndrome consumptiva, e sempre devem ser descartadas causas orgânicas para o grau extremo de emagrecimento. Dentre outras comorbidades clínicas, destaca-se a hipotermia, atrofia miocárdica, arritmias, osteoporose, gastroparesia, constipação, cálculos renais, hepatites, nefropatias, diversos distúrbios hidreletrolíticos e do equilíbrio ácido-básico, alterações hematológicas, dermatológicas, imunológicas, lentificação cognitiva e convulsões. Síndrome de realimentação, com diversos outros comemorativos clínicos, também pode ocorrer quando pacientes reiniciam dieta e ganho de peso.[3,4]

Quadro 6.1

Alguns dados do exame físico de particular interesse na avaliação de indivíduos com transtornos mentais graves

OBSERVAÇÃO DO PACIENTE

- Alterações de peso: embora na anorexia nervosa e em síndromes consumptivas costume ser evidente, a perda de peso também pode ocorrer devido à autonegligência em pacientes psicóticos ou gravemente deprimidos. Ganho de peso, por outro lado, além de também ser sintoma de quadros depressivos, compulsivos ou ansiosos, pode ser efeito adverso de muitos psicofármacos. É importante o monitoramento do peso durante o tratamento. Anotações seriadas de peso são importantes para avaliar variações e monitorar o tratamento.
- Cianose periférica: presente na doença cardíaca e respiratória crônicas.
- Cianose central aguda: urgência clínica. Possíveis engasgos em pacientes com doença de Huntington, em idosos com dificuldade de deglutição e em pacientes em uso de fármacos muito sedativos ou antipsicóticos que causem distonia de musculatura glossofaríngea.
- Palidez cutânea e de mucosas: pode indicar pacientes com autonegligência e ingesta pobre de ferro ou ácido fólico, comum na anorexia nervosa, formas graves de depressão e esquizofrenia. Ocasionalmente, sintoma de deficiência de vitamina B_{12}, principalmente em pacientes etilistas e idosos com doenças autoimunes (anemia perniciosa).
- *Rashes* cutâneos são comuns em indivíduos em uso de clorpromazina e podem ocorrer em uso de fluoxetina. Quadros psiquiátricos inespecíficos com *rash* facial em forma de borboleta sugerem lúpus eritematoso sistêmico.
- Icterícia: doença hepática secundária a uso problemático de álcool (verificar se há eritema palmar e outros sinais de insuficiência hepática); efeito adverso de psicofármacos que podem causar hepatite ou colestase (p. ex., clorpromazina).
- Manchas cor de limão: deficiência de vitamina B_{12}.
- Bócio e exoftalmia podem sugerir doença tireoidiana.
- Baqueteamento digital: sugestivo de doença pulmonar obstrutiva crônica ou neoplasias em tabagistas.
- Cavidade oral: avaliação de higiene e cuidados dentários e gengivais, comumente negligenciados em quem tem transtornos mentais.
- Não deixar de observar os pés dos pacientes (sem meias), principalmente plantas e regiões interdigitais.
- Tentar estimar acuidade visual e auditiva, particularmente em crianças, idosos e pacientes que não falam.

(Continua)

Quadro 6.1

(Continuação)

Alguns dados do exame físico de particular interesse na avaliação de indivíduos com transtornos mentais graves

PALPAÇÃO

- Mãos quentes, úmidas e trêmulas: tireotoxicose, acromegalia.
- Mãos frias e trêmulas: ansiedade.
- Tremor palmar também pode ser causado por lítio (é grosseiro em casos de intoxicação). Se simétrico e com outros sinais de parkinsonismo, pode ser efeito de antipsicóticos. Se assimétrico e associado a depressão, rigidez, bradicinesia, pensar em doença de Parkinson, que também pode se associar a demência por corpúsculos de Lewy, principalmente se também houver instabilidade autonômica.
- Linfadenopatias: podem ser indicativas de tuberculose, comum em pessoas com TMG institucionalizadas. Se ocorrerem em pessoas com prejuízo cognitivo, podem sugerir tuberculose ou linfoma consequente à infecção avançada por HIV. Linfonodos supraclaviculares em tabagistas: pensar em carcinomas broncogênicos. Linfadenopatia axilar pode ser sinal de câncer de mama metastático.

EXAME DO SISTEMA CARDIOVASCULAR

- Procurar estase jugular acima da clavícula, com o paciente deitado com cabeceira elevada (45°) - sugestiva de ICC.
- Edema simétrico de membros inferiores também pode ser sinal de ICC. Também verificado na hipoalbuminemia de pacientes com anorexia nervosa e etilismo avançado.
- Frequência cardíaca e PA: hipertensão arterial é mais prevalente que na população geral, e PA pode aumentar com o uso de álcool, doenças tireoidianas, altas doses de venlafaxina ou clozapina, falência renal (atenção particular a pacientes em uso de lítio), feocromocitoma (condição rara).
- Hipotensão arterial: anorexia nervosa, doença de Addison.
- Hipotensão postural: disfunção autonômica associada ao diabetes melito e à demência por corpúsculos de Lewy; efeito adverso de clorpromazina e antidepressivos tricíclicos.
- PA oscilante, se associada a taquicardia e febre: pensar em síndrome neuroléptica (associada a rigidez muscular e aumento de creatinoquinase) ou porfiria aguda intermitente (associada a dor abmoninal e escurecimento da urina).
- Avaliar arritmias (pulsos irregulares) e sinais de hipertrofia ventricular (aumento da área de sensibilidade palpável de batimentos cardíacos apicais, bulhas hiperfonéticas, presença de sopros cardíacos, carotídeos e femorais): podem sugerir quadros de demência vascular e maior propensão a eventos tromboembólicos.

(Continua)

Quadro 6.1

(Continuação)

Alguns dados do exame físico de particular interesse na avaliação de indivíduos com transtornos mentais graves

EXAME DO SISTEMA RESPIRATÓRIO

- Atenção à história de tabagismo, tosse, infecções respiratórias de repetição, escarros purulentos, avaliação de expansividade pulmonar, ruídos adventícios, redução de murmúrio vesicular e desvios de traqueia. Pacientes usuários de substâncias têm maior propensão a pneumonias, tuberculose e, assim como tabagistas em geral, neoplasias pulmonares.

EXAME DO SISTEMA GASTRINTESTINAL

- Sempre realizada com o paciente deitado (a menos que haja ICC). No caso de pacientes etilistas (ou suspeita de etilismo), procurar veias distendidas periumbilicais ("cabeça de medusa"), ascite, telangiectasias. Palpar fígado, que pode estar aumentado e com bordas rombas no começo de quadros de insuficiência hepatocítica, ou de dimensões reduzidas e duras, ou mesmo não palpável, no caso de cirrose avançada. Esplenomegalia e hemorroidas são sinais de hipertensão portal, também uma complicação comum do etilismo.

EXAME NEUROLÓGICO

- O exame neurológico sumário pode ser realizado com facilidade, com avaliação de sensibilidade, motricidade, marcha, equilíbrio, reflexos superficiais e osteotendinosos, reflexos patológicos, avaliação de vias extrapiramidais, pesquisa de clônus, avaliação de pares cranianos, motilidade ocular, presença de nistagmo e avaliações de atenção, orientação, memória e nível de consciência. Caso haja alterações em alguma esfera, muito comuns em diversos dos quadros descritos ao longo deste capítulo, avaliações pormenorizadas devem ser realizadas e encaminhamentos a neurologistas podem ser necessários.

HIV, vírus da imunodeficiência humana; ICC, insuficiência cardíaca congestiva; PA, pressão arterial; TMG, transtorno mental grave.
Fonte: Elaborado com base em Garden.[3]

UMA ABORDAGEM INTEGRADA: O EXAME DO ESTADO MENTAL ALIADO À AVALIAÇÃO FÍSICA

Além dos aspectos apontados no item anterior e de diversos outros possíveis, há algumas alterações específicas nos domínios básicos de avaliação do estado mental que podem sugerir doenças físicas.

▶ DOMÍNIO DA COGNIÇÃO BÁSICA

No domínio da **cognição básica**, as seguintes alterações podem sugerir quadros de disrupção cognitiva com **síndromes confusionais orgânicas agudas (*delirium*)**: rebaixamento leve a moderado do nível de consciência, desorientação no tempo-espaço, dificuldade de concentração, perplexidade, graus variáveis de ansiedade, agitação ou lentificação psicomotora ou, ainda, alternância entre ambas as condições, discurso ilógico e confuso, ilusões e/ou alucinações, na maior parte das vezes visuais, seguidas das táteis. Não é raro o paciente enxergar pequenos animais (zoopsias) e mesmo tentar agarrá-los, em atitudes aparentemente incompreensíveis para observadores inexperientes.

Quadros de *delirium* costumam ter curso flutuante, com piora geralmente ao final do dia, fenômeno conhecido como *sundowning*. É muito comum haver inversão do ciclo sono-vigília e marcante labilidade afetiva. Sua instalação costuma ser aguda ou subaguda (de horas a dias), com evidências de disfunção difusa do tecido cerebral, causadas tanto por distúrbios próprios do cérebro (infecções e inflamações, neoplasias, acidentes vasculares, etc.), como por distúrbios externos a ele (hipoxemia, deficiências vitamínicas, febre, hipoglicemia, alterações no equilíbrio ácido-básico e no hidreletrolítico, infecções urinárias ou insuficiência em órgãos específicos, como fígado, rins, coração, pulmão, etc.), mas que, pelo envolvimento sistêmico, tem impacto sobre o cérebro.[5,6] O reconhecimento precoce da ocorrência de *delirium* é de suma importância, uma vez que possui um potencial de reversibilidade caso sua(s) etiologia(s) seja(m) prontamente reconhecida(s) e tratada(s).

As **síndromes demenciais**, por sua vez, têm suas formas mais prevalentes encontradas na demência associada à doença de Alzheimer (DA) e em doenças cerebrais macro ou microvasculares (demência vascular [DV]). O comprometimento quantitativo do nível de consciência não costuma estar presente, exceto em fases avançadas ou quando o quadro está sobreposto a *delirium*, uma comorbidade relativamente comum. Nas demências desses dois tipos (DA e DV), quando não associadas à sobreposição de *delirium*, as principais alterações do exame de estado mental costumam ocorrer no campo da atenção e estão presentes precocemente na maior parte dos casos. Os déficits atencionais também se associam a outras disfunções executivas, a prejuízos na memória e na aprendizagem. Os pacientes têm particular dificuldade em tarefas que requerem atenção e foco.[4,6]

O prejuízo atencional costuma ser ainda mais grave em outros tipos de demência, como a associada à doença de Parkinson e a demência por corpúsculos de Lewy. Nesta, flutuações no nível de consciência não são raras, diferentes das outras formas de demência, e podem ocorrer alucinações visuais com maior frequência.[4,6]

Na demência frontotemporal, além de um considerável prejuízo na atenção, há muita distraibilidade e impulsividade. Há, também, alterações significativas em funções executivas frontais, como o planejamento de ações. Em alguns casos, dependendo da região frontal mais afetada, pode ser mais comum a ocorrência de apatia do que de impulsividade.[4,6]

Em demências de predomínio subcortical, como na demência da doença de Huntington, na demência associada ao HIV/aids e em demências vasculares de predomínio subcortical, ocorre marcante lentificação na velocidade de processamento e maior prejuízo na atenção e em funções executivas frontais. As demências são também conhecidas como transtornos neurocognitivos maiores. Quadros de menor gravidade, ou em fase inicial, são chamados de transtornos neurocognitivos leves. Nesse grupo, o comprometimento neurocognitivo, ainda que crônico, não interfere na capacidade de o indivíduo ser independente, podendo manter autonomia básica para sua vida cotidiana.[4,6]

Além da atenção, outras funções psíquicas que comumente se alteram em quadros demenciais são a orientação, a memória, a inteligência, os afetos e a psicomotricidade.[4,6]

▶ DOMÍNIO DA REGULAÇÃO AFETIVA BASAL

No domínio da **regulação afetiva basal**, as principais alterações encontram-se na esfera do exame do estado mental que avalia o humor basal, sentimentos, emoções e expressividade emocional. Praticamente todas as demais funções psíquicas, contudo, sofrem influência dos sentimentos, emoções e humor basal experimentados pela pessoa, e diversos aspectos devem ser observados. Pode-se iniciar a avaliação desse domínio perguntando-se ao paciente como se sente naquele momento e, em caso de haver sofrimento subjetivo, observar como é sua expressão. As principais síndromes de desregulação afetiva em que o indivíduo relata sofrimento e angústia (síndromes depressivas e ansiosas) caracterizam-se por sintomas, não apenas afetivos, mas também instintivos, neurovegetativos, ideativos, cognitivos, relativos à psicomotricidade, à autovaloração e à vontade.

Nas **síndromes maníacas**, por sua vez, embora o indivíduo não costume se queixar, a associação bidirecional com sintomas e sinais físicos também é importante. Como muitas das considerações de saúde física para indivíduos com síndromes maníacas também correspondem àqueles com síndromes psicóticas, e pelo fato de muitas pessoas com síndromes maníacas poderem também apresentar sintomatologia psicótica, as considerações sobre aspectos de saúde física de indivíduos com síndromes maníacas serão abordadas em conjunto ao próximo item, referente ao domínio da relação com a realidade.

Nas **síndromes depressivas**, os elementos mais salientes são o humor triste e a perda da capacidade de sentir prazer em atividades que outrora consideravam agradáveis. Alterações da esfera instintiva e neurovegetativa, se presentes, podem indicar quadros mais graves. Não são raras as queixas de fadiga, sensação de corpo pesado, com sobrecarga sobre os ombros, além de insônia ou hipersonia, diminuição ou aumento do apetite, alterações no funcionamento gastrintestinal, diminuição da fala, fala em tom baixo, negativismo, mutismo, pele fria e com diminuição do turgor, redução da libido e da resposta sexual. Latência para responder a perguntas e lentificação psicomotora são indicativos de quadros depressivos mais graves, que podem evoluir para o estupor catatônico.[4,6]

Os pacientes com esses quadros depressivos graves têm maior risco de lesões dermatológicas por imobilização prolongada, dores musculares e osteoarticulares, desnutrição secundária à recusa alimentar ou, pelo contrário, obesidade e suas complicações associadas. Quadros catatônicos graves podem ocasionar pneumonias, por dificuldade de drenar secreções, outros quadros sépticos, hipovolemia e hemoconcentração, distúrbios hidreletrolíticos, insuficiência renal por desidratação e pancreatite por jejum prolongado. Esses quadros podem levar o indivíduo ao óbito.

Síndromes depressivas e ansiosas são fatores de risco para várias doenças e condições físicas, associando-se a maior risco de obesidade, doenças coronarianas, acidente vascular cerebral e diabetes melito. Sintomas depressivos também podem ser uma manifestação orgânica secundária ao rol de outras doenças somáticas, como doenças cerebrais (doença de Parkinson, doença de Huntington, trauma cerebral, tumores e metástases cerebrais, acidente vascular cerebral) e condições sistêmicas (alterações tireoidianas, paratireodianas, carências vitamínicas, como o déficit de cianocobalamina [vitamina B_{12}]), lúpus e outras doenças inflamatórias, esclerose múltipla, vários tipos de câncer, doenças hematológicas e síndromes paraneoplásicas. Medicamentos utilizados no tratamento de doenças clínicas também podem causar depressão secundária, em geral, com maior labilidade afetiva. Exemplos incluem corticosteroides, efavirenz para HIV/aids, interferona para o tratamento de hepatite C, isotretinoína para acnes graves, vareniclina para o tagabismo. Em determinados períodos no ciclo de vida das mulheres, tanto por condições psicossociais quanto por mudanças anatômicas e hormonais, podem também ocorrer sintomas depressivos, como na menarca, gestação, puerpério e climatério.[5,7,8]

Além de respostas afetivas variadas a circunstâncias de adoecimento clínico, observadas com frequência em indivíduos no contexto de internações em hospitais gerais e na atenção básica, alguns sintomas físicos sugerem quadros afetivos específicos. Nessas situações, é importante tentar isolar os sintomas dessas desregulações afetivas que sejam mais específicos e menos frequentemente associados à própria circunstância do adoecimento somático.

Nas **síndromes ansiosas**, as tensões permanentes da ansiedade generalizada, livre e flutuante associam-se com frequência a sintomas físicos, como a tensão muscular, muitas vezes acompanhada de dores, fadiga, tremores, sudorese, hiperidrose, aumento de frequência urinária e alterações gastrintestinais. Outras sensações, embora subjetivas, são muitas vezes referidas com componentes somáticos, como o "aperto no peito" ou a sensação de "bola na garganta". Embora comuns, nem sempre são relatadas e precisam ser ativamente inquiridas durante a avaliação.

Quando a ansiedade se torna mais aguda, seja em indivíduos fóbicos expostos a situações com estímulos ansiogênicos, seja na acentuação pontual de ansiedade generalizada, ou mesmo em momentos que aparentemente são referidos como vindos "do nada", podem ocorrer náuseas, tonturas e aumento da sudorese, da frequência cardíaca e da pressão arterial. Esses sintomas, quando nas crises abruptas e intensas dos ataques de pânico, são facilmente identificáveis, pois se acentuam demasiadamente, a ponto de o indivíduo referir falta de ar, desconforto abdominal, ondas de calor ou calafrios, formigamentos e sensação de desfalecimento iminente. Não à toa, o indivíduo, nessas crises chamadas paroxísticas, pode procurar unidades de pronto atendimento, e é muito importante que o examinador não assuma de imediato que se trata de uma crise de ansiedade, mesmo que o paciente tenha antecedentes de tratamento para tal condição, uma vez que sempre podem ocorrer novas intercorrências clínicas e o diagnóstico diferencial é fundamental, principalmente com emergências que implicam risco de morte iminente, como síndromes coronarianas agudas, acidentes vasculares cerebrais, infartos mesentéricos ou aneurisma roto de aorta.[3,4,7]

As síndromes ansiosas também podem ser secundárias a quadros de origem orgânica e, nesses casos, é comum a apresentação com labilidade afetiva e irritabilidade marcantes. O início do quadro ansioso, ou a acentuação de ansiedade preexistente, temporalmente é associado à instalação de doenças e outras condições orgânicas, como hipertireoidismo, hipoglicemia, doença pulmonar obstrutiva crônica, câncer, alterações suprarrenais, esclerose múltipla ou pós-operatório de grandes cirurgias. Diversas substâncias e medicamentos também podem causar/acentuar ansiedade, como corticosteroides, cafeína, xantina (presente em chás à base de mate), broncodilatadores e anfetaminas. Embora muitos indivíduos usuários de maconha relatem relaxamento com o uso dessa substância, por pertencer à categoria das substâncias perturbadoras do sistema nervoso central, é frequente sua associação com ansiedade, embora comumente usuários não notem a relação ou mesmo a neguem, uma vez que os sintomas não necessariamente ocorrem logo após o uso, mas em momentos posteriores.

FENÔMENOS CONVERSIVOS E DISSOCIATIVOS

Condições particularmente intrigantes e muito comuns em unidades de urgência médica são os **fenômenos conversivos**. Trata-se de situações em que a avaliação integrada dos aspectos físicos e psíquicos é essencial, pois ocorrem tipicamente alterações das funções sensoriais e/ou motoras que se assemelham a sintomas neurológicos e que, na realidade, são conversões, deslocamentos de conflitos psíquicos intensos e difíceis (ou mesmo impossíveis) de serem elaborados pelo indivíduo. Dada a intensidade e a premência dos desejos, pensamentos e vivências inaceitáveis ao paciente, ocorre um "salto" desses conflitos psíquicos para a esfera somática. As queixas motoras incluem fraqueza, paralisias, contraturas, movimentos anormais, perturbações para andar ou permanecer em pé (astasia-abasia), rouquidão ou afonia.

As queixas sensitivas incluem reduções ou perdas sensoriais, como anestesias, incapacidade de enxergar, ouvir ou sentir odores. Em ambos os casos, não há lesões estruturais ou alterações fisiopatológicas que justifiquem a ocorrência desses sintomas.[4]

Há casos em que os pensamentos ou desejos não aceitáveis aos pacientes são isolados e suprimidos do campo de sua consciência e memória, com sintomas de perda da integração de sua identidade. A pessoa pode se "desligar" abruptamente do ambiente ou ter episódios de "apagamento" lacunar de determinadas memórias, particularmente as traumáticas. Essas situações são conhecidas como **fenômenos dissociativos** e podem se assemelhar a quadros neurológicos. Frequentemente, expressam a ideia leiga que o paciente tem de como seria a manifestação de determinados transtornos mentais.[4]

Tanto os fenômenos conversivos e dissociativos quanto as crises de pânico são de ocorrência relativamente frequente em serviços de saúde. No Quadro 6.2, há algumas considerações relevantes sobre o manejo dessas situações. Um exemplo particular de crises dissociativas, que podem gerar dúvidas no processo de avaliação do paciente, são aquelas que se assemelham a

Quadro 6.2

Algumas considerações sobre queixas e sintomas de origem emocional

Os fenômenos dissociativos e conversivos, assim como as crises de pânico, não correspondem a doenças físicas, porém nem sempre essa distinção é fácil, sendo que tais hipóteses devem ser consideradas como diagnósticos de exclusão, após completa investigação clínica e descarte de causas orgânicas subjacentes ou simultâneas. Pacientes com doenças de base orgânica diagnosticadas também podem sofrer de crises de ansiedade ou apresentar queixas de origem emocional. Essa associação é bastante frequente, visto que diversos mecanismos psicológicos associados ao adoecimento podem favorecer a ocorrência conjunta de quadros de ordem ansiosa ou emocional. Trata-se de reais problemas de saúde, e não de fingimento. Os pacientes não procurariam ou seriam trazidos aos serviços de atendimento se não houvesse sofrimento real, mesmo que seja deslocado da esfera psíquica para o plano dos sintomas físicos. Com certa frequência, tais pacientes provocam reações de irritabilidade, discriminação ou sarcasmo por parte de membros da equipe de saúde. Lembramos que o julgamento deve ser de ordem clínica e não moral, e que os pacientes não devem ser simplesmente dispensados com a alegação de que "é psicológico". Seus sintomas devem ser reconhecidos como legítimos. Com tranquilidade e profissionalismo, o médico deve explicar que não se encontraram causas orgânicas ligadas àquele sofrimento, que pode corresponder à maneira como o organismo do indivíduo está lidando com situações emocionais difíceis de serem processadas.

crises de epilepsia, denominadas crises não epiléticas psicogênicas (CNEP). No **Quadro 6.3** são listadas características que ajudam a diferenciar esses dois tipos de crises.

Quadro 6.3

Diferenças entre crises não epiléticas psicogênicas (CNEP) e crises epiléticas

CNEP	CRISE EPILÉTICA
Antecedentes pessoais de personalidade histriônica, quadros conversivos ou dissociativos, ou conflitos psicológicos importantes.	Pode ou não haver alterações psiquiátricas prévias; pode haver dificuldades emocionais relacionadas a ter uma doença crônica e aos estigmas preconceituosos relacionados à epilepsia.
Predominam manifestações motoras, que tendem a ser mais bizarras.	Segue os padrões dos diferentes tipos de crises epiléticas, como crises tônico-clônicas (as crises parciais complexas, com seus automatismos, também podem apresentar aspecto aparentemente bizarro).
Uma fase tônica precedendo a clônica é um acontecimento mais raro.	A fase tônica (contrações musculares típicas mantidas por segundos) precede a clônica (abalos musculares dos membros e tronco) no tipo grande mal.
O paciente quase sempre fica com os olhos fechados durante a crise.	O paciente pode ter a crise com os olhos abertos.
Quando o indivíduo prende a respiração, as extremidades quase sempre se apresentam relaxadas.	Hipertonia generalizada.
Atividade motora bilateral com preservação de consciência indica crise pseudoepilética.	Quando há atividade motora bilateral, a consciência deve estar alterada (exceção para espasmos mioclônicos ou flexores).
Tende a surgir na presença de outras pessoas, durante o dia, após discussões ou brigas familiares; raramente surgem durante o sono.	Pode surgir durante o sono ou quando o indivíduo está sozinho.
Instalação costuma ser mais lenta que abrupta.	Instalação geralmente abrupta.
Duração tende a ser mais longa que a de uma crise epilética.	Duração mais curta, geralmente de segundos a poucos minutos.

(Continua)

Quadro 6.3

(Continuação)

Diferenças entre crises não epiléticas psicogênicas (CNEP) e crises epiléticas

CNEP	CRISE EPILÉTICA
Geralmente não há confusão mental, obnubilação, tontura, cefaleia intensa ou hipotonia muscular após uma crise.	Após a crise, podem ocorrer confusão mental e obnubilação, tontura, cefaleia intensa e hipotonia muscular.
Raramente há liberação de esfincteres e perda de urina durante a crise.	Pode haver liberação de esfincteres, com perda de urina durante a crise.
O eletrencefalograma não demonstra alterações durante a crise; tende a ser normal nos períodos intercríticos.	O eletrencefalograma pode demonstrar manifestações do tipo epilético na fase interictal (espículas, pontas, espícula-onda); já na fase ictal, há traçado típico de crise generalizada.

Fonte: Dalgalarrondo.[4]

▶ DOMÍNIO DA RELAÇÃO COM A REALIDADE

No domínio da **relação com a realidade**, quando um indivíduo apresenta um primeiro episódio em sua vida com características psicóticas (**síndromes psicóticas de curta duração**, que podem ser autolimitadas, ou ainda a fase incipiente de quadros que evoluirão para **síndromes psicóticas de longa duração**), é obrigatória a triagem médica de condições orgânicas desencadeantes ou associadas. Doenças clínicas gerais, alguns medicamentos, envenenamentos, intoxicação ou abstinência de substâncias psicoativas, ou quadros induzidos por elas, podem estar na base desses quadros.[9,10]

Essa investigação é válida inclusive para indivíduos que, anteriormente à eclosão do quadro, tinham antecedentes familiares ou pessoais de sintomas psicopatológicos, ainda que atenuados, como isolamento social, pouco interesse e prazer em atividades, principalmente as coletivas, aplainamento afetivo e distanciamento emocional. Novamente, doenças clínicas ou ações de substâncias podem mimetizar diversos sintomas psicopatológicos e serem a causa desses quadros e, mesmo que seja um transtorno mental primário, nada impede que haja outras condições clínicas não psiquiátricas concomitantes, que também devem ser reconhecidas e manejadas.[10] A coexistência de causas médicas gerais e psiquiátricas é a regra, e não a exceção, uma vez que uma aumenta a vulnerabilidade para a outra.

Embora uma série de exames complementares seja considerada para essa pesquisa de possíveis etiologias orgânicas, a adequada triagem começa com uma boa anamnese e um exame clínico integrado do paciente, tanto físico quanto do estado mental. É importante diferenciar se esses sintomas psicóticos ou de exaltação afetiva são manifestações acessórias de um quadro de *delirium* e/ou demência ou se são os elementos nucleares de síndromes psicóticas e/ou maníacas primárias.

No caso de indivíduos com **síndromes psicóticas de longa duração** que compareçam a unidades de saúde, um erro muito comum é assumir que eles necessariamente precisam de uma consulta psiquiátrica e, com isso, negligenciar a avaliação médica geral. Em muitas ocasiões, a razão da busca por atendimento é devida a queixas somáticas, mas o paciente, por ser muitas vezes um informante ruim, pode confundir o médico e este considerar erroneamente que o exame físico cuidadoso não é necessário.

Mesmo que um indivíduo com qualquer TMG compareça à unidade sem queixas somáticas, mas por agudização de seus sintomas psiquiátricos, pode ser que esta esteja ocorrendo por alguma condição clínica associada, como a presença de corpo estranho introduzido em orifícios corporais, em casos de indivíduos com esquizofrenia, deficiência intelectual ou autismo. Manifestações de sintomas psiquiátricos diferentes do habitual daquele paciente com TMG em questão e a possível ocorrência de *delirium* também sugerem a ocorrência de condições clínicas gerais agudas concomitantes ao quadro psiquiátrico de base.[7]

Há, ainda, situações particulares em que um transtorno psicótico ou maníaco primário precisam ser distinguidos de condições orgânicas: indivíduos que já tinham o diagnóstico de doenças físicas nas quais psicoses ou alterações de comportamento podem ser uma complicação reconhecida, como é o caso de epilepsia ou lúpus eritematoso sistêmico.

A lista de condições médicas que pode cursar com síndromes psicóticas e/ou maníacas é enorme e, em geral, outros sintomas dessas doenças costumam estar presentes, guiando a investigação. Condições que podem gerar mais dúvidas são fases incipientes de doença de Wilson e de Huntington e, principalmente, epilepsia de lobo temporal, em que crises focais parciais complexas podem cursar com síndromes psicóticas ou maníacas, bem como padrões específicos de períodos pós ou interictais.[3,7]

Da mesma forma, a lista de medicamentos e substâncias psicoativas que podem cursar com essas alterações na intoxicação ou na abstinência também é grande, com destaque, dentre as medicações, para corticosteroides e agonistas dopaminérgicos usados no tratamento da doença de Parkinson. Essas condições, assim como quadros agudos secundários a traumatismo craniano, infecções, acidentes cerebrovasculares ou anormalidades metabólicas, costumam ter um quadro psicótico florido, classicamente com alucinações ou distorções visuais e flutuações no nível de vigilância, diferentemente das alucinações auditivas sem prejuízo do nível de consciência, como verificado na esquizofrenia. Na prática, entretanto, os sintomas psicóticos ou maníacos decorrentes de condições médicas gerais são, na maioria das vezes, indistinguíveis daqueles primários presentes, por exemplo, na esquizofrenia ou no transtorno bipolar, e é a avaliação clínica geral que pode sugerir possíveis etiologias orgânicas.[8]

Não é raro que pacientes com síndromes psicóticas ou maníacas apresentem agitação psicomotora e, nesse caso, o exame clínico não é necessário apenas para o diagnóstico diferencial ou de comorbidades. No caso de pacientes que precisam de restrição física ou de sedação medicamentosa, seus sinais vitais e avaliações físicas devem ser monitorados de forma seriada e é importante que esses procedimentos restritivos ocorram pelo mínimo tempo necessário, para evitar complicações, como tromboses, aspirações pulmonares de alimentos ou secreções, lesões de pele por escape de agulhas (devido à agitação) ou pela compressão continuada do próprio corpo sobre si mesmo, dores musculares e arritmias ou depressão respiratória induzidas por medicamentos.

O grau de hidratação e a nutrição do paciente em restrição mecânica devem ser avaliados, a cabeceira deve ser mantida elevada, para não ocorrer asfixia, e a compressão feita pelas faixas de contenção deve ser continuamente avaliada, para se evitar a ocorrência de garrotes que promovam isquemia nos membros. Se o paciente estiver com a bexiga palpável, no exame abdominal, será mais difícil permanecer sedado, e talvez seja necessário o uso de sondas vesicais de alívio. A agitação psicomotora é uma emergência psiquiátrica que precisa ser prontamente manejada, não apenas pela questão de segurança no ambiente hospitalar, mas pela própria saúde clínica do paciente. Indivíduos em mania ou francamente psicóticos podem andar por longas distâncias, muitas vezes descalços. Podem também ser atropelados, dirigir de forma imprudente, serem confundidos com criminosos, assediadores ou pedófilos, na eventualidade de terem comportamentos sexuais desinibidos e sem controle, utilizam mais cigarro e outras substâncias psicoativas, expõem-se a comportamentos de risco para infecções sexualmente transmissíveis e sobrecarregam fisicamente seus organismos, com o excesso de ativação que impõem a seus sistemas cardiovasculares, muitas vezes já insuficientes ou com arritmias.[3,4]

A AVALIAÇÃO DE DOENÇAS FÍSICAS EM INDIVÍDUOS COM TRANSTORNOS MENTAIS GRAVES

Nas últimas décadas, os avanços em políticas públicas de assistência às populações e o progresso científico-tecnológico têm contribuído para o aumento na expectativa de vida e para a melhora de diversos indicadores de saúde, ainda que haja importantes diferenças entre as nações.[11]

Apesar disso, quando o foco é a saúde global de pessoas com transtornos mentais, principalmente aquelas com TMG, como esquizofrenia, transtorno bipolar e transtorno depressivo recorrente, essa tendência de melhorias não tem sido observada, mesmo em países em que a qualidade dos sistemas de saúde é geralmente reconhecida como boa. Pelo contrário: ocorre um excesso de morbimortalidade entre esses indivíduos, que é 2 a 3 vezes maior que na população geral, e uma lacuna crescente na expectativa de vida, sendo cerca de 15 a 20 anos menor entre quem padece de TMGs.

Parte desse excesso de mortalidade é devida a causas não naturais, principalmente suicídio, homicídio e acidentes, ou ainda sequelas de tentativas de suicídio e lesões autoprovocadas. Cerca de dois terços da mortalidade, entretanto, são devidos a causas naturais, dentre as quais se destacam doenças cardiovasculares, respiratórias e infecciosas. A doença cardíaca coronariana, responsável por alta mortalidade na população geral, é ainda mais prevalente entre indivíduos com transtornos mentais. Além dela, arritmias, miocardites, hipertensão arterial sistêmica, infecções sexualmente transmissíveis, enfisema pulmonar, doença pulmonar obstrutiva crônica, osteoporose, alterações hormonais e algumas neoplasias também têm prevalência aumentada, e sua ocorrência deve ser cuidadosamente avaliada e manejada em indivíduos com transtornos mentais.[11]

Muitos dos fatores de risco para as condições de maior morbimortalidade são possivelmente modificáveis, com destaque para tratamento do tabagismo, uso problemático de álcool e outras substâncias psicoativas, manejo de dietas não balanceadas e de efeitos colaterais de psicofármacos, sedentarismo e cuidados inadequados de saúde bucal e sexual.[12]

O conceito de que iniciativas de cuidado integral em saúde devem priorizar conjuntamente aspectos de saúde física e mental é bem estabelecido e consensual. Na prática, entretanto, os sistemas de saúde do mundo todo vêm falhando nesse aspecto, principalmente em grande parte dos países em desenvolvimento.[1,2,13]

Dentre as causas de doenças físicas e agravos à saúde de pessoas com TMG serem subdiagnosticados, há que se considerar as dificuldades desses indivíduos em prestarem atenção a autocuidados, comunicarem adequadamente suas queixas e acessarem os serviços gerais de saúde. Isso pode decorrer da própria psicopatologia, pois ideias paranoides, inibições, baixa autoestima, dificuldades cognitivas ou comportamento desorganizado podem ser, justamente, a razão dessas dificuldades. Os cuidadores dessas pessoas, estando, muitas vezes, exauridos com a demanda de cuidados psiquiátricos, também podem não dar a devida atenção a essas outras necessidades em saúde. Tais problemas demandam organização e antecipação das equipes de atenção primária e dos gestores em saúde mental para a elaboração de estratégias eficazes em reconhecer precocemente essas situações e organizar o tratamento adequado.

No âmbito do atendimento clínico individual, entretanto, surgem outras dificuldades concretas e que, infelizmente, ainda respondem por grande parcela das falhas em diagnóstico. Muitos psiquiatras não consideram aspectos somáticos da anamnese e o exame físico como parte essencial de seu processo investigativo na obtenção de informações. Estudantes de medicina e médicos generalistas, muitas vezes, não realizam o exame físico do indivíduo com TMG, ou o fazem de modo superficial e inadequado, por considerar que esse paciente "psiquiátrico" não é de sua responsabilidade.[12,14] Medo, desconhecimento e/ou insegurança também são fatores que podem afastar estudantes e médicos generalistas de uma avaliação física abrangente, bem como o próprio estigma de "louco" ou "doente mental" decorrente de preconcepções estruturais ou de franco preconceito.[12,13]

Todo esse conjunto de fatores contribui para um desestímulo ao paciente em observar seu próprio corpo, para a invalidação das queixas não psiquiátricas desses indivíduos e para certo "eclipse" do diagnóstico de comorbidades somáticas, que, dessa forma, é atrasado e/ou negligenciado.[15]

Além dos exames gerais, devem-se estimular os pacientes a prestarem atenção a seus próprios corpos, a se autoexaminarem e orientar familiares a não negligenciarem, inadvertidamente, também as dimensões somáticas do cuidado. Deve-se prestar particular atenção a avaliações específicas periódicas, como consultas odontológicas, oftalmológicas, urológicas e ginecológicas de rotina, particularmente em indivíduos com mais idade. No caso de pacientes com comorbidades como diabetes melito, tabagismo, obesidade e síndrome metabólica, são necessários a aferição periódica de PA e exame físicos e neurológicos completos, não se esquecendo da inspeção plantar, que pode revelar feridas não dolorosas de difícil cicatrização e com potencial de complicação com gangrena, sepse e/ou necessidade de amputações.[12,14,15]

O gerenciamento completo das necessidades particulares dos casos de cada paciente e seus cuidadores é parte essencial do trabalho de todo e qualquer profissional de saúde, mas não deve ser esquecido pelo médico.[15] Como apontado, muitos problemas físicos têm maior prevalência e menor taxa de diagnóstico em indivíduos com TMG. Cuidados com efeitos adversos de psicofármacos, estímulo a engajamento em atividades que envolvam redução de fatores de risco modificáveis, maior atenção individual e coletiva são as únicas maneiras de permitir o envelhecimento saudável dos indivíduos com TMG em todo o mundo e, desse modo, reduzir as grandes desigualdades de expectativa e qualidade de vida entre eles e a população geral.

REFERÊNCIAS

1. Work Group on Psychiatric Evaluation; American Psychiatric Association Steering Committee on Practice Guidelines. Psychiatric evaluation of adults: second edition: American Psychiatric Association. Am J Psychiatry. 2006;163(6 Suppl):3-36.
2. World Health Organization. Guidelines for the management of physical health conditions in adults with severe mental disorders. Geneva: WHO; 2018.
3. Garden G. Physical examination in psychiatric practice. Adv Psychiatr Treat. 2005;11(2):142-9.
4. Dalgalarrondo P. Psicopatologia e semiologia dos transtornos mentais. 3. ed. Porto Alegre: Artmed; 2019.
5. Botega NJ, organizador. Prática psiquiátrica no hospital geral: interconsulta e emergência. 4. ed. Porto Alegre: Artmed; 2017.
6. American Psychiatric Association. Manual diagnóstico e estatístico de transtornos mentais: DSM-5. 5. ed. Porto Alegre: Artmed; 2014.
7. De Hert M, Correll CU, Bobes J, Cetkovich-Bakmas M, Cohen D, Asai I, et al. Physical illness in patients with severe mental disorders. I. Prevalence, impact of medications and disparities in health care. World Psychiatry. 2011;10(1):52-77.

8. Naylor C, Das P, Ross S, Honeyman M, Thompson J, Gilburt H. Bringing together physical and mental health: a new frontier for integrated care. London: The King´s Fund; 2016.
9. First MB. Medical assessment of the patient with mental symptoms [Internet]. Kenilworth: Merck Sharp & Doh- me; 2020 [capturado em 16 ago. 2021]. Disponível em: https://www.merckmanuals.com/en-pr/professional/ psychiatric-disorders/approach-to-the-patient-with-mental-symptoms/medical-assessment-of-the-patient-with-mental-symptoms.
10. Substance Abuse and Mental Health Services Administration. Co-occurring disorders and other health conditions [Internet]. Rockville: SAMHSA; 2020 [capturdao em 25 ago. 2021]. Disponível em: https://www.samhsa.gov/ medication-assisted-treatment/medications-counseling-related-conditions/co-occurring-disorders.
11. Thornicroft G. Physical health disparities and mental illness: the scandal of premature mortality. Br J Psychiatry. 2011;199(6):441-2.
12. Mogadouro MA, Cordeiro Q, Zung S, Vallada H. Mortalidade e esquizofrenia. Arq Med Hosp Fac Cienc Med Santa Casa São Paulo. 2009;54(3):119-26.
13. Mitchell AJ, Malone D, Doebbeling CC. Quality of medical care for people with and without comorbid mental illness and substance misuse: systematic review of comparative studies. Br J Psychiatry. 2009;194(6):491-9.
14. Druss BG, Chwastiak L, Kern J, Parks JJ, Ward MC, Raney LE. Psychiatrys role in improving the physical health of patients with serious mental illness: a report from the American Psychiatric Association. Psychiatr Serv. 2018;69(3):254-6.
15. Horvitz-Lennon M, Kilbourne AM, Pincus HA. From silos to bridges: meeting the general health care needs of adults with severe mental illnesses. Health Aff. 2006;25(3):659-69.

Avaliação psiquiátrica em urgências

Karina Diniz Oliveira

Uma emergência psiquiátrica é definida pela American Psychiatric Association (APA) como "uma perturbação aguda no pensamento, comportamento, humor ou relacionamento social, que requer intervenção imediata conforme definido pelo paciente, família ou unidade social".[1]

Emergências psiquiátricas são situações que requerem intervenção imediata para proteger o paciente ou a equipe de um risco iminente. Em tais emergências, os pacientes tipicamente apresentam uma alteração importante em um ou mais dos três grandes domínios: cognição básica, regulação afetiva ou relação com a realidade. Na maior parte das vezes, a urgência psiquiátrica envolve o manejo de quadros de mania, psicose aguda, ideação suicida ou ideação homicida.[2]

Os distúrbios comportamentais são responsáveis por aproximadamente 6% dos motivos de procura a serviços de urgência e emergência (SUEs) nos Estados Unidos.[3] No Brasil, a proporção de atendimentos de emergências devidos a transtornos mentais gira em torno de 3% do total de atendimentos efetuados em hospital geral de emergências, sendo um quarto motivado por comportamento agitado ou violento.[4]

A realização de uma avaliação clínica de qualidade no pronto-socorro é essencial para evitar a morbidade e a mortalidade resultantes de condutas inadequadas na condução de doenças psiquiátricas e da falta de diagnóstico diferencial com outras condições médicas.

ABORDAGEM DAS URGÊNCIAS PSIQUIÁTRICAS

▶ AVALIAÇÃO INICIAL

O contexto de atendimento de uma urgência psiquiátrica envolve uma série de particularidades. Uma vez que o tempo de avaliação pode ser mais exíguo, é importante que a abordagem inicial seja dirigida a uma busca ativa dos principais sinais e sintomas. Isso envolve tanto o exame psíquico quanto o exame clínico do paciente, que deve sempre excluir causas não psiquiátricas da alteração de comportamento.

O profissional deve se manter calmo e receptivo às demandas do paciente, e realizar uma rápida avaliação do potencial de evolução para um comportamento agitado ou violento (auto ou heteroagressivo).[5] Caso não haja risco em manter a entrevista, apesar do tempo limitado, deve ser realizada a anamnese objetiva e subjetiva, o exame físico e do estado mental, a investigação de uso de substâncias psicoativas e de medicamentos e o questionamento sobre ideação suicida e homicida.[6]

▶ ANAMNESE

A elucidação dos sintomas do paciente é mais provável de ser obtida pela história. Entretanto, extrair uma história precisa do paciente pode ser bastante difícil. Alguns pacientes podem ser incapazes de fornecer uma história devido às alterações no estado mental; outros pacientes podem se mostrar relutantes em fornecer um histórico preciso por medo de consequências legais, vergonha ou culpa.[7] A história deve ser obtida de uma maneira calma, não crítica e não ameaçadora.

Muitas vezes, é importante recorrer a familiares, amigos, conhecidos ou acompanhantes para a coleta do que é chamado de história objetiva. A investigação da história a partir de terceiros é muito importante, especialmente para pacientes que são incapazes de fornecer informações suficientes. Toda a documentação anterior, incluindo relatórios de médicos, registros e resumos de alta, deve ser revisada, fornecendo ao médico dados complementares do caso.[3]

A história deve ser direcionada para determinar a causa dos sintomas do paciente. É essencial que se tenha uma compreensão da linha de base do paciente, que é definida como o nível normal de alerta, capacidade de realizar atividades diárias e capacidade de interação social; em outras palavras, seu estado habitual de funcionamento. Uma vez que uma linha de base é estabelecida, alterações em relação a ela devem ser determinadas.

Diferenças no comportamento do paciente, a cronologia dos eventos que levam ao início dos sintomas e como se deu sua progressão são necessários para uma avaliação criteriosa. Nesse momento, é importante determinar quais domínios psicopatológicos, durante a história do paciente, já foram afetados. É possível que uma pessoa tenha um quadro depressivo crônico, logo, uma alteração na regulação afetiva basal, e chegue à urgência com alterações no âmbito da relação com a realidade, o que se mostra uma alteração inédita na história psiquiátrica, devendo, portanto, ser investigada.

Como condições médicas podem ter manifestações psiquiátricas, na emergência o médico deve fazer perguntas pertinentes para encontrar qualquer evidência de causas orgânicas que podem estar mascaradas como uma doença psiquiátrica. Um histórico detalhado sobre medicação é parte da inquirição, especialmente em idosos e naqueles em uso de medicação psicotrópica. Um histórico de abuso de substâncias, prescritas ou não, deve ser investigado em todos os pacientes.

É importante que, na abordagem, o profissional já inicie a elaboração do raciocínio clínico. Uma das maneiras de organizar as hipóteses diagnósticas a partir da entrevista é a definição do diagnóstico sindrômico do paciente. Para isso, determina-se, a partir das manifestações do exame psíquico, qual (ou quais) dos domínios se encontra(m) comprometido(s): cognição básica, regulação afetiva basal ou relação com a realidade.

Dessa maneira, se, por exemplo, um paciente idoso, sem antecedentes psiquiátricos, inicia subitamente um quadro de heteroagressividade e alterações da consciência, deve-se pensar em algum processo que esteja comprometendo o domínio da cognição. A partir disso, elaboram-se as hipóteses clínicas e etiológicas e organizam-se a investigação e a conduta. Nesse caso, é importante iniciar uma investigação clínica dos quadros psiquiátricos agudos de base orgânica (*delirium*), para que a causa seja encontrada e a conduta adequada seja rapidamente realizada.

Do mesmo modo, em uma avaliação de comportamento suicida, é muito importante que seja determinado qual o principal domínio afetado: são vozes de comando que ordenam ao paciente que acabe com sua vida (alteração da relação com a realidade) ou são sintomas depressivos, com desespero e/ou desesperança (alteração da regulação afetiva basal)? Apesar de haver risco em ambos os casos, a partir do mesmo problema, risco de suicídio, as hipóteses diagnósticas e a conduta de cada caso serão diferentes.

Por esse motivo, na abordagem inicial e na realização do exame psíquico, organizar o raciocínio clínico a partir do domínio psicopatológico afetado possibilita ao profissional uma avaliação mais precisa e segura da gravidade do caso e do manejo a ser assumido.

▶ EXAME FÍSICO

O exame físico deve começar com os sinais vitais registrados na triagem. A saturação de oxigênio e o nível de glicose devem ser obtidos em todos os pacientes com estado mental alterado, bem como pressão arterial (PA) e frequências cardíaca e respiratória. As alterações nos sinais vitais são importantes para detecção de causas orgânicas para alterações de comportamento. Hipoglicemia, por exemplo, é uma alteração que deve ser rapidamente resolvida e pode causar alterações de comportamento e confusão mental.[3,8]

Além dos sinais vitais, é importante a realização de um exame neurológico que inclua força motora, sensação, nervos cranianos, marcha, funções cerebelares e reflexos. Qualquer anormalidade deve levar à consideração de uma causa orgânica de distúrbio comportamental. Pacientes com doença hepática, mioclonia, tremor e automatismos devem ser avaliados para *asterixis*, que pode fornecer pistas para outros processos neurológicos.[2]

O restante do exame físico pode fornecer pistas para a etiologia da alteração de comportamento do paciente, e deve seguir o padrão semiológico da cabeça aos pés. A cabeça deve ser inspecionada para qualquer sinal óbvio de trauma, e as membranas timpânicas, visualizadas para hemotímpano. Incisões cirúrgicas anteriores, indicativos de craniotomia prévia ou *shunts* também são achados físicos importantes. Alterações pupilares e qualquer anormalidade nos movimentos extraoculares ou nistagmo deve ser observada. Papiledema ou anisocoria devem levar à investigação adicional de processos intracranianos. O pescoço deve ser palpado para massas ou anormalidades da tireoide e testado para sinais meníngeos, incluindo rigidez nucal.[2]

Ausculta cardíaca, para anomalias valvares e ritmos irregulares, e do tórax, para qualquer sinal óbvio de pneumotórax, pneumonia, doença pulmonar obstrutiva crônica ou insuficiência cardíaca congestiva, são importantes.

A palpação do abdome pode revelar sinais de doença hepática, que podem ser um indício de encefalopatia hepática. As infecções do trato urinário são comumente encontradas em idosos com mudanças comportamentais, portanto a palpação da bexiga pode revelar alguma alteração de funcionamento. Em caso de suspeita de violência sexual, deve-se realizar exame geniturinário.[2,9]

Em geral, o médico de emergência deve ter um diagnóstico diferencial preliminar com base na história e deve usar o exame físico para reforçar esse diferencial. Por exemplo, se houver suspeita de causa toxicológica, o exame físico deve incluir o tamanho da pupila, pele seca ou diaforética, marcas de agulha ou sangramento nasal, retenção urinária e um exame cardíaco. No entanto, se a história sugere um processo infeccioso, o exame físico deve avaliar a fonte da potencial infecção.

▶ INVESTIGAÇÃO DIAGNÓSTICA

Para uma avaliação etiológica da alteração de comportamento e a elaboração de um projeto terapêutico para o paciente, é importante realizar a investigação diagnóstica por meio de exames complementares. A solicitação dos exames laboratoriais deve ser orientada de acordo com o quadro clínico apresentado.

No caso de mulheres em idade fértil, é importante a solicitação de teste de gravidez, sanguíneo ou urinário. Diversas medicações psicotrópicas são teratogênicas e, para elaboração do projeto terapêutico do paciente, é necessário excluir a possibilidade de uma gestação em curso.[10]

A investigação de uso de substâncias psicoativas e de medicamentos é muito importante para o esclarecimento diagnóstico. Alterações de comportamento são muitas vezes causadas por intoxicação e podem ou não ser transitórias, mas é importante o médico conhecer as substâncias utilizadas para programar o projeto terapêutico pós-alta.[11]

As sorologias para hepatites B e C, sífilis e vírus da imunodeficiência humana (HIV) devem ser incluídas na investigação diagnóstica dos casos atendidos pela emergência psiquiátrica. As infecções podem ser tanto causa quanto consequência das alterações comportamentais. Infecções pelo HIV e pela bactéria *Treponema pallidum* podem afetar o sistema nervoso central, causando alterações do comportamento. Além disso, os pacientes psiquiátricos podem ficar mais expostos a infecções, que devem ser investigadas.

Outro grupo de condições importantes que podem levar o paciente à urgência psiquiátrica são as afecções do sistema nervoso central, como encefalites, lesões expansivas e sangramentos, causados por problemas vasculares ou traumas. Dessa maneira, é imperativo que o médico solicite uma tomografia computadorizada de crânio quando o paciente apresentar uma alteração psiquiátrica súbita e inédita. Estados epileptiformes também podem ser investigados por eletrencefalograma.

Os psicofármacos podem causar alterações cardíacas, como aumento do intervalo QT e arritmias. Por esse motivo, o eletrocardiograma deve ser solicitado na ocasião da entrada do paciente ao serviço. Em caso de uso contínuo de medicação ou sintomas, a realização de outros eletrocardiogramas pode ser necessária.

Sintomas psiquiátricos e desorganização psicomotora podem estar relacionados a alterações hidreletrolíticas. Eletrólitos alterados podem causar alterações de comportamento; além disso, os pacientes podem ficar desidratados e, pelas alterações psiquiátricas, outros sintomas podem ficar despercebidos pelo clínico.[9] Da mesma maneira, a desidratação pode alterar a função renal, que também deve ser verificada. A agitação psicomotora pode causar alterações de creatinoquinase e mioglobinúria, e, por esse motivo, o nível sérico da enzima deve ser pesquisado.

Alterações da tireoide devem também ser consideradas prováveis causas de distúrbios comportamentais, sobretudo mudanças súbitas no *status* tireoidiano, por isso esses hormônios devem ser incluídos na investigação diagnóstica da emergência psiquiátrica.

O **Quadro 7.1** mostra os exames que devem ser solicitados em caso de alteração súbita do comportamento.[12]

AGITAÇÃO PSICOMOTORA E RISCO DE VIOLÊNCIA

O comportamento violento é uma das principais causas de procura por serviços de urgência psiquiátrica[13] e pode acontecer no próprio ambiente do serviço de saúde. Frequentemente, o comportamento violento ocorre no contexto de uma agitação psicomotora. Tal agitação pode ser definida como uma atividade motora excessiva associada a uma experiência subjetiva de tensão.[12]

Quadro 7.1

Exames solicitados para investigação diagnóstica em urgências psiquiátricas

Laboratoriais sanguíneos	• Perfil hepático (aspartato aminotransferase, alanina aminotransferase, fostatase alcalina) • Perfil renal (ureia e creatinina) • Perfil hidreletrolítico (Na, K, P, Mg, Ca) • Sorologias (sífilis, HIV, hepatites B e C) • Hormônio tireoidiano (T4 livre) • Teste de gestação • Coagulograma • Creatinoquinase
Laboratoriais urinários	• Urina tipo I • Triagem toxicológica
Imagem	• Tomografia computadorizada de crânio
Outros	• Eletrocardiograma • Eletrencefalograma

É importante que o profissional de saúde saiba reconhecer os sinais de que a pessoa vai evoluir para um comportamento violento, pois ela representa um risco tanto para si mesma quanto para a equipe de saúde. O **Quadro 7.2** mostra os sinais de que o paciente apresenta risco de comportamento violento.

Quadro 7.2

Sinais de iminência de comportamento violento

- Punhos cerrados
- Andar de um lado para o outro
- Aumento do tom de voz
- Proximidade excessiva
- Movimentos bruscos
- Palavras de baixo calão
- Jogar objetos no chão
- Tentativa de agressão de acompanhantes

Fonte: Elaborado com base em Botega.[11]

O manejo deve ser ambiental e comportamental, de modo que a ação rápida e conjunta minimize o risco de lesões ao paciente e à equipe. O profissional deve inicialmente comunicar ao restante da equipe sobre o risco de agitação e agressividade, solicitando ajuda para manejar a situação. Deve se apresentar ao paciente e falar firme e pausadamente, evitando ficar de frente para o paciente e sempre com uma possível rota de fuga. Em pacientes paranoicos, sustentar o olhar do paciente pode piorar eventuais delírios persecutórios. Por isso, situações de "olho no olho" podem ser contornadas com assuntos triviais e neutros, como o clima, por exemplo, ou a proximidade do fim de semana.[11]

É prudente evitar confrontos e não responder a provocações ou a manifestações de agressividade verbal, bem como se deve evitar a ironia, explicando claramente tudo que será realizado. Muitas vezes, é necessária a contenção física para controlar o comportamento violento. Nessas situações extremas, é importante explicar para o paciente que ele está sendo cuidado, que a contenção é para sua própria proteção, para preservar sua integridade, porque no momento ele está se expondo a risco, mas quando seu autocontrole for retomado ele não precisará dessa medida.[5]

Uma vez iniciado o procedimento de contenção física, ele não deve ser interrompido sob o risco de haver lesões tanto para o paciente quanto para a equipe. É importante observar que a contenção física deve ser mantida pelo menor tempo possível. O paciente deve ser cuidadosamente monitorado enquanto perdurar a contenção. O ideal é que um profissional de saúde fique com ele todo o tempo.

É importante que as causas de comportamento violento e a agitação psicomotora sejam investigadas, uma vez que as causas orgânicas que os provocam são potencialmente letais, em sua maioria. Além disso, a elucidação diagnóstica psiquiátrica não é menos importante, pois o tratamento adequado deve ser iniciado o mais brevemente possível. O **Quadro 7.3** mostra possíveis causas de comportamento violento, que devem ser consideradas nos diagnósticos diferenciais.[10,12,13]

Quadro 7.3

Possíveis causas de comportamento violento

Psiquiátricas	- Esquizofrenia - Mania - Transtorno da personalidade, especialmente do tipo antissocial e emocionalmente instável - Transtorno de estresse pós-traumático - Transtornos dissociativos e conversivos - Demência - Déficit cognitivo - Autismo
Toxicológicas	- Intoxicação ou abstinência de álcool - Intoxicação por substâncias como cocaína, anfetaminas, esteroides anabolizantes, fenciclidina, anticolinérgicos
Infecções	- Aids - Sífilis - Tuberculose - Septicemia
Distúrbios endócrinos e metabólicos	- Hipoglicemia - Hipoxia - Desequilíbrio hidreletrolítico - Tireotoxicose - Coma mixedematoso - Falência renal ou hepática
Deficiências de vitaminas	- Ácido fólico - Niacina - Piridoxina - Vitamina B_{12}
Neurológicas	- Trauma craniencefálico - Epilepsia - Neoplasia do SNC - Infecções do SNC (encefalites, meningites)

(Continua)

(Continuação)

Quadro 7.3

Causas de comportamento violento

Outras	• Síndrome serotoninérgica • Síndrome neuroléptica maligna • Choque (hipovolêmico, cardiogênico, etc.) • Queimaduras • Hipotermia • Hipertermia

Aids, síndrome da imunodeficiência adquirida; SNC, sistema nervoso central.

▶ ALTERAÇÕES NOS DOMÍNIOS PSICOPATOLÓGICOS EM PACIENTES AGITADOS E VIOLENTOS

Ao avaliar um paciente agitado, o profissional de saúde deve identificar quais domínios (cognitivo, afetivo ou relação com a realidade) estão alterados, pois isso ajudará na investigação diagnóstica do comportamento violento.

DOMÍNIO DA COGNIÇÃO BÁSICA

Quando o domínio cognitivo é o afetado, e a alteração do comportamento se deu de maneira brusca, há maior probabilidade de a etiologia ser orgânica. Pacientes com baixa reserva neuronal, como idosos, por exemplo, tendem a apresentar alterações da consciência em decorrência de infecções. Outras causas de comportamento agitado com alterações no domínio cognitivo podem ser traumas craniencefálicos, alterações hidreletrolíticas e intoxicações.

DOMÍNIO DA REGULAÇÃO AFETIVA BASAL

Pacientes com transtorno afetivo bipolar podem apresentar episódios de mania que culminam com agitação psicomotora e heteroagressividade. No exame psíquico, não apresentam alterações de consciência, mas principalmente do humor e da psicomotricidade. O paciente mostra verborragia, pensamento acelerado, hipervigilância e hipotenacidade, elação do humor, labilidade afetiva e irritabilidade, e pode apresentar hipersexualidade e alterações da sociabilidade, e pode estar presentes sintomas psicóticos, como delírios místicos e religiosos e de grandeza. Portadores de transtornos de personalidade também podem apresentar agitação psicomotora e heteroagressividade por alterações do domínio afetivo e do controle de impulsos. Nesses casos, a irritabilidade é o sintoma mais proeminente. Intoxicação por substâncias psicoativas também podem culminar com quadro de mania.

DOMÍNIO DA RELAÇÃO COM A REALIDADE

A agitação psicomotora causada por alterações da relação com a realidade ocorre em pacientes portadores de esquizofrenia e de psicose induzida por substâncias psicoativas, principalmente. Nesses pacientes, comportamento desconfiado e delírios paranoides de conteúdo persecutório podem culminar em comportamento violento e agressivo.

TRANSTORNOS CONVERSIVOS E DISSOCIATIVOS

Os transtornos dissociativos envolvem um mecanismo de deslocamento de fenômenos inconscientes para funções físicas ou psíquicas, que são alteradas ou interrompidas. Nos transtornos conversivos, o paciente apresenta alterações aparentemente neurológicas, como movimentos tônico-clônicos, posturas bizarras e cegueira. Na dissociação, por sua vez, o indivíduo tem alteradas funções psíquicas como memória, personalidade e interação com o ambiente. O transtorno pode ser repentino ou gradual, transitório ou crônico, e é causa frequente de atendimento em unidades de saúde. No Capítulo 6 desta obra, estão descritas em detalhes as manifestações dos fenômenos dissociativos e conversivos.

COMPORTAMENTO SUICIDA

Comportamento suicida é todo ato pelo qual um indivíduo causa lesão a si mesmo, independentemente do grau de intenção letal e do verdadeiro motivo do ato.[14]

Na emergência psiquiátrica, as principais situações clínicas associadas diretamente ao comportamento suicida são sobreviventes de tentativas de suicídio que procuram o serviço de saúde ou a ele são trazidos e pessoas que referem grave ideação suicida.[6] O indivíduo com comportamento suicida pode apresentar alterações nos três domínios psicopatológicos, mas, na maioria das vezes, o domínio afetivo é o mais afetado. O papel do profissional de saúde seria, nesses casos, o manejo adequado do paciente no sentido de avaliar a gravidade da ideação e considerar os fatores de risco e de proteção, prevenindo tentativas posteriores e suicídios eventualmente consumados.

Fatores de risco de suicídio são características pessoais que podem aumentar a chance de o indivíduo terminar com a própria vida.[15,16] Há fatores predisponentes, que se estabelecem ao longo da vida e fazem parte das características individuais, e os fatores precipitantes, que podem desencadear de maneira concreta e rápida um comportamento suicida.[15] É importante salientar que os fatores de risco não devem ser vistos como absolutos, mas sim como sinalizadores de que há necessidade de maior atenção e cuidado para o indivíduo que os apresenta.[16]

Em última análise, o clínico deve perguntar especificamente sobre a intensidade de pensamentos suicidas, presença de planos suicidas e a potencial letalidade deles, acesso aos meios para se matar e tentativas de suicídio prévias. Apesar dos temores dos médicos, eles não incentivarão o suicídio se perguntarem sobre o paciente ter ideias de morte ou de acabar com a própria vida. Ao contrário, falar abertamente de suicídio pode proporcionar grande alívio ao paciente, abrindo uma oportunidade para discussão. A crença do paciente na letalidade do plano pode ser tão importante quanto a letalidade real do plano.

Além dos fatores de risco, devem ser consideradas as características individuais que conferem ao indivíduo uma vida saudável e uma maior sensação de bem-estar. Esses elementos podem ser considerados de proteção ao indivíduo e, em momentos de crise, agem como esteios que o ajudam a tomar decisões e a buscar soluções menos impulsivas e desesperadas. Dentre eles, é importante considerar o apoio familiar, a flexibilidade psíquica, a resiliência, as relações sociais ativas e outros, como gravidez, filhos pequenos, sono regular e boa qualidade de relação com o terapeuta.[15]

É importante que, na abordagem do paciente, seja considerada a ambivalência presente em quase todas as pessoas que tentaram o suicídio: apesar de haver o desejo de morte, uma parte do indivíduo ainda se apega à vida. É essa pulsão de vida que deve ser valorizada para a construção da relação terapêutica. A tentativa de suicídio pode ser um grito de socorro diante de uma situação desconfortável ou insuportável, e o acolhimento da equipe de saúde é fundamental para que haja o reforço do sentimento de amparo necessário ao tratamento.

Para a abordagem da crise suicida, inicialmente o profissional deve se livrar de crenças e fantasias que impedem a construção de uma relação terapêutica e a adequada condução do caso. É necessário que a questão da tentativa de suicídio e a inquirição da ideação suicida sejam diretamente abordadas, para que o paciente tenha a liberdade de falar sem restrições sobre isso, sentindo-se ouvido e acolhido. Posturas resistentes e algumas vezes hostis por parte dos pacientes devem ser manejadas, e ele deve ser encorajado a falar, ainda que em outro momento e eventualmente com outro profissional com quem ele se identifique.

A abordagem inicial pode ser realizada começando com perguntas genéricas e impessoais, como idade, endereço e cidade em que nasceu. A partir disso, a empatia deve ser construída para que possam, ao longo da entrevista, ser esclarecidas as circunstâncias a respeito do comportamento suicida, com identificação de fatores de risco, predisponentes e precipitantes, bem como fatores de proteção e circunstâncias de vida que serão essenciais para a construção e a conduta do caso clínico.

A Organização Mundial da Saúde (OMS)[17] elaborou uma escala de avaliação de suicídio, que pode ser muito útil para o profissional de saúde, conferindo-lhes maior segurança ao assumir condutas. Essa escala está detalhada no **Quadro 7.4**.

Quadro 7.4

Escala de avaliação de risco de suicídio e sugestão de conduta para profissionais de saúde (OMS)

RISCO DE SUICÍDIO	SINAL/SINTOMA	INVESTIGAÇÃO	CONDUTA
0	Nenhuma perturbação ou desconforto	–	–
1	Leve perturbação emocional	Indague sobre ideação suicida	Ouça com empatia
2	Ideias vagas de morte	Indague sobre ideação suicida	Ouça com empatia
3	Ideias vagas de suicídio	Investigue a intenção suicida	Investigue as possibilidades de apoio

(Continua)

Quadro 7.4

(Continuação)

Escala de avaliação de risco de suicídio e sugestão de conduta para profissionais de saúde (OMS)

RISCO DE SUICÍDIO	SINAL/SINTOMA	INVESTIGAÇÃO	CONDUTA
4	Ideias de suicídio sem transtorno mental	Investigue a intenção suicida	Investigue as possibilidades de apoio
5	Ideias de suicídio com transtorno mental ou estressor social grave	Investigue a intenção e estabeleça um "contrato" com o paciente (p. ex., ele deverá pedir sua ajuda ou de pessoas próximas em caso de piora das ideias suicidas)	Encaminhe para cuidados psiquiátricos
6	Ideias de suicídio com transtorno mental, estressor social grave ou agitação e tentativa prévia	Não deixe o paciente sozinho	Hospitalize

Fonte: Elaborado com base em Organização Mundial da Saúde.[17]

Dessa maneira, é muito importante que o clínico geral esteja preparado para lidar com a crise suicida, independentemente de sua especialidade. A abordagem adequada e a redução da morbidade são ferramentas essenciais para a prevenção de desfechos trágicos e redução da mortalidade decorrente de suicídios.

CONSIDERAÇÕES FINAIS

A avaliação do paciente psiquiátrico na urgência envolve particularidades em decorrência do tempo escasso, pressão da equipe, necessidade de elaboração rápida de uma hipótese diagnóstica e de investigação clínica adequada para garantir a segurança e o tratamento corretos. Dessa maneira, a estruturação de um raciocínio clínico, já a partir do primeiro contato e do início da entrevista, norteando a abordagem e a investigação, é muito importante para o manejo e o bom prognóstico do paciente.

REFERÊNCIAS

1. American Psychiatric Association. Manual diagnóstico e estatístico de transtornos mentais: DSM-5. 5. ed. Porto Alegre: Artmed; 2014.
2. Gottlieb M, Long B, Koyfman A. Approach to the agitated emergency department patient. J Emerg Med. 2018;54(4):447-57.
3. Allen MH, Foster P, Zealberg J, Currier G. Report and recommendations regarding psychiatric emergency and crisis services: a review and model program descriptions. Washington: APA Task Force on Psychiatric Emergency Services; 2002.
4. Santos ME, Amor JA, Del-Ben CM, Zuardi AW. Psychiatric emergency service in a university general hospital: a prospective study. Rev Saude Publica. 2000;34(5):468-74.
5. Dalgalarrondo P. Psicopatologia e semiologia dos transtornos mentais. 3. ed. Porto Alegre: Artmed; 2019.
6. Wheat S, Dschida D, Talen MR. Psychiatric emergencies. Prim Care. 2016;43(2):341-54.
7. Sood TR, Mcstay CM. Evaluation of the psychiatric patient. Emerg Med Clin North Am. 2009;27(4):669-83.
8. Strauss GD. Emergency psychiatry and its vicissitudes. Psychiatr Serv. 2003;54(8):1099-100.
9. Araújo EM, Martins ES, Adams CE, Coutinho ESF, Huf G. Inquérito sobre o uso de contenção física em um hospital psiquiátrico de grande porte no Rio de Janeiro. J Bras Psiquiatr. 2010;59(2):94-8.
10. Sudarsanan S, Chaudhury S, Pawar AA, Salujha SK, Srivastava K. Psychiatric emergencies. Med J Armed Forces India. 2004;60(1):59-62.
11. Botega NJ, organizador. Prática psiquiátrica no hospital geral: interconsulta e emergência. 4. ed. Porto Alegre: Artmed; 2017.
12. Vieta E, Garriga M, Cardete L, Bernardo M, Lombraña M, Blanch J, et al. Protocol for the management of psychiatric patients with psychomotor agitation. BMC Psychiatry. 2017;17:328.
13. Mantovani C, Migon MN, Alheira FV, Del-Bem CM. Management of the violent or agitated patient. Rev Bras Psiquiatria. 2010;32(suppl 2):96-103.
14. Baldessarini RJ. Epidemiology of suicide: recent developments. Epidemiol Psychiatr Sci. 2019;29:e71.
15. Botega NJ. Crise suicida: avaliação e manejo. Porto Alegre: Artmed; 2015.
16. Bertolote JM, Mello-Santos C, Botega NJ. Detecção do risco de suicídio os serviços de emergência psiquiátrica. Rev Bras Psiquiatria. 2010;32(suppl 2):87-95.
17. Organização Mundial da Saúde. Prevenção do suicídio: um manual para médicos clínicos gerais. Genebra: OMS; 2000.

Índice

Páginas seguidas pela letra *q* indicam quadros.

A

Abulia, 33
Aceleração psicomotora, 34
Adolescentes, avaliação *ver* Crianças e adolescentes, avaliação
Afasias, 30
Afetividade, 31-32, 77
Agitação psicomotora, 122-127
Agorafobia, 32
Alogia, 30
Alucinação, 34-35, 48
   auditiva, 35
Amnésias, 28
Anamnese, 22-25, 38-40, 118-120
   dados fornecidos por informante, 24
   registro, 38-40
   simulação e dissimulação, 24-25
Anedonia, 56
Apetite, 56
Apraxias, 54
Ataques de pânico, 59
Atenção, 27, 76
Atos, 33
   compulsivos, 33
   impulsivos, 33
Autoagressividade, 34
Autoestima, diminuição da, 56
Automutilações, 34
Avaliação física, 95-114
   do sistema cardiovascular, 100
   do sistema gastrintestinal, 101

do sistema respiratório, 101
e exame do estado mental, 101-112
   cognição básica, 102-103
   regulação afetiva basal, 103-109
   relação com a realidade, 109-112
exame neurológico, 101
nos transtornos mentais graves, 112-114
observação do paciente, 99
palpação, 100

B
Bebidas alcoólicas, 88
Bradifasia, 30

C
Comportamento, 54, 127-130
  social, 54
  suicida, 127-130
Comunicação com o paciente, 1-12
Consciência, 26
Consulta médica, 2-4
Controle emocional, 54
Crianças e adolescentes, avaliação, 71-78
  conclusão da avaliação, 78
  confidencialidade, 77-78
  entrevista, 73-75
  exame do estado mental, 75-77
  métodos, 73
  objetivos, 72
Crises, 32, 59, 108-109
  de pânico, 32, 59
  epiléticas, 108-109
  não epiléticas psicogênicas (CNEP), 108-109

D
Declínio, 46, 53
Deficiência intelectual, 30-31

grave e profunda, 31
leve, 30
moderada, 31
Delírio, 35, 48, 102
Desagregação, 29
Desânimo, 56
Desesperança, 56
Desorganização, 48
Desorientação alopsíquica, 27
Desregulação afetiva e síndromes clínicas, 47, 55-62
  síndrome ansiosa, 58-62
  síndrome depressiva, 56-57
  síndrome maníaca, 57-58
Disrupção cognitiva e síndromes clínicas, 51-55
  síndrome confusional aguda – *delirium*, 51-53
  síndrome demencial, 53-55
Distraibilidade, 27, 57
Doenças físicas *ver* Avaliação física

E

Ecolalias, 30
Emoções, 7, 31-32
  acolhimento e legitimação de, 7
Entrevistas, 1-11, 18-25
  anamnese, 22-25
  consulta médica e seus elementos, 2-4
  habilidades necessárias, 5-7, 18-22
    de escuta ativa, 5-7
  queixas e deixas emocionais, 7-10
    comentários empáticos, 8
    deixas não verbais, 9-10
    não ignorar, 8
    reação às deixas, 9
Epidemiologia dos transtornos mentais, 16-18
Escala de avaliação de risco de suicídio e sugestão de conduta para profissionais de saúde (OMS), 129-130q

Escuta ativa, 5-7
  acolhimento e legitimação de emoções, 7
  concretização, 6
  início com questões abertas, 5
  negociação de prioridades, 6
  resumo, 6-7
  verificação da compreensão, 5-6
Estereotipias motoras, 34
Euforia, 57
Exame do estado mental, 25-37, 38-40, 75-77, 91, 101-112, 126-127
  domínio da cognição básica, 26-31, 76, 102-103, 126
    atenção, 27, 76
    consciência ou nível de consciência, 26
    inteligência, 30-31, 76
    linguagem verbal, 29-30, 76
    memória, 28
    orientação, 27
    pensamento, 29
  domínio da regulação afetiva basal, 31-34, 77, 103-109, 126-127
    afetividade, 31-32, 77
    vontade e psicomotricidade, 33-34, 77
  domínio da relação com a realidade, 34-37, 77, 109-112, 127
    insight, 36-37, 77
    juízo de realidade, 35-36, 77
    self, 36
    sensopercepção, 34-35, 77
  registro, 38-40
Exame físico, 120-121

F

Fenômenos, 106-109
  conversivos, 106-107
  dissociativos, 107-109
Fobias, 32, 61
Formação do médico e semiologia psicopatológica, 16-18
Fuga de ideias, 57

H
Heteroagressividade, 34
Hipobulia, 33
Hipoprosexia, 27
Humor exaltado, 57

I
Ideias obsessivas, 35
Ilusão, 34
Imagens, 34
   perceptivas, 34
   representativas, 34
Insight, 36-37, 77
Inteligência, 30-31
Irritabilidade, 57

J
Juízo de realidade, 35-36, 77
Julgamento, 54

L
Labilidade afetiva, 32, 58
Lentificação psicomotora, 34
Linguagem, 29-30, 54, 76
   verbal, 29-30, 76
Logorreia, 30, 57
Loquacidade, 30

M
Médico, formação e semiologia psicopatológica, 16-18
Memória, 28, 54
Mutismo, 30

N
Negativismo, 33
Normal e patológico, 14-16
Normoprosexia, 27

O

Observação do paciente, 99
Orientação, 27
   alopsíquica, 27
   autopsíquica, 27

P

Paciente, 1-11, 99
   comunicação com, 1-11
   observação do, 99
Palpação, 100
Pensamento, 29, 54
   abstrato, 54
Perfil biográfico e singularidade, 37-40
   registro, 38-40
Perplexidade afetiva, 32
Pessimismo, 56
Prioridades, 6
Pseudoalucinação, 35
Psicomotricidade, 33-34, 57, 77
Psicose e síndromes clínicas, 62-68
   síndrome psicótica de longa duração, 65-68
   síndrome psicótica transitória, 62-65

Q

Queixas e deixas emocionais, 7-10
Questões abertas, 5

R

Raciocínio sindrômico, 43-68
   desregulação afetiva e síndromes clínicas, 55-62
      síndrome ansiosa, 58-62
      síndrome depressiva, 56-57
      síndrome maníaca, 57-58
   dimensões transdomínios, 49-51
   disrupção cognitiva e síndromes clínicas, 51-55

síndrome confusional aguda – *delirium*, 51-53
síndrome demencial, 53-55
domínios psicopatológicos, 43-49
psicose e síndromes clínicas, 62-68
    síndrome psicótica de longa duração, 65-68
    síndrome psicótica transitória, 62-65
Realidade, juízo de, 35-36
Registro da entrevista, 38-40
Risco de violência, 122-127

S

Self, 36
Semiologia psicopatológica, 13-18
    importância na formação do médico, 16-18
Sensopercepção, 34-35, 77
Sentimentos, 32
Síndrome, 51-68, 91, 102 105, 109-110
    ansiosa, 58-62, 105
    confusional aguda – *delirium*, 51-53
    de dependência, 91
    demencial, 53-55, 102
    depressiva, 56-57, 104
    maníaca, 57-58, 104
    psicótica de longa duração, 65-68, 109-110
    psicótica transitória, 62-65, 109
Sistema, 100-101
    cardiovascular, exame, 100
    gastrintestinal, exame, 101
    respiratório, exame, 101
Sono, 56
Substâncias psicoativas, 79-93
    avaliação semiológica do uso, 86-91
        grupos específicos, 90
        motivação e ambivalência, 89-90
        policonsumo, 89
        saúde geral, 90-91

sintomas e comorbidades psiquiátricas, 89
dados epidemiológicos, 82-84
exame do estado mental, 91
padrões de uso de, 84-86
   transtorno por uso de substâncias, 85-86
   transtornos induzidos por substâncias, 85

T

Tenacidade, 27
Transtorno(s), 16-18, 60-61, 85-86, 112-114, 127
   conversivos e dissociativos, 127
   de ansiedade social, 61
   de pânico, 60
   induzidos por substâncias, 85
   mentais graves e avaliação física, 112-114
   mentais, epidemiologia dos, 16-18
   por uso de substâncias, 85-86
Tristeza, 56

U

Urgências, 117-130
   agitação psicomotora e risco de violência, 122-127
     cognição básica, 126
     regulação afetiva basal, 126-127
     relação com a realidade, 127
   anamnese, 118-120
   avaliação inicial, 118
   comportamento suicida, 127-130
   exame físico, 120-121
   investigação diagnóstica, 121-122, 123q
   transtornos conversivos e dissociativos, 127

V

Vigilância, 27
Vontade, 33-34, 77